信息化手段
在医疗管理中 的应用

秦雯霞　陈莉梅　孙　清　游莉斯 ◎ 著

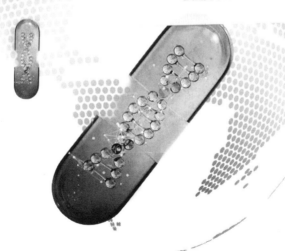

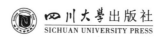

四川大学出版社

SICHUAN UNIVERSITY PRESS

图书在版编目（CIP）数据

信息化手段在医疗管理中的应用 / 秦雯霞等著. —
成都 ：四川大学出版社，2023.8
ISBN 978-7-5690-6240-3

Ⅰ．①信… Ⅱ．①秦… Ⅲ．①信息化－应用－医院－
管理－研究 Ⅳ．① R197.32-39

中国国家版本馆 CIP 数据核字（2023）第 135794 号

书　　名：信息化手段在医疗管理中的应用
　　　　　Xinxihua Shouduan zai Yiliao Guanli zhong de Yingyong
著　　者：秦雯霞　陈莉梅　孙　清　游莉斯

选题策划：吴连英
责任编辑：吴连英
责任校对：张　澄
装帧设计：裴菊红
责任印制：王　炜

出版发行：四川大学出版社有限责任公司
　　　　　地址：成都市一环路南一段 24 号（610065）
　　　　　电话：（028）85408311（发行部）、85400276（总编室）
　　　　　电子邮箱：scupress@vip.163.com
　　　　　网址：https://press.scu.edu.cn
印前制作：四川胜翔数码印务设计有限公司
印刷装订：成都金阳印务有限责任公司

成品尺寸：148mm×210mm
印　　张：4.5
字　　数：119 千字

版　　次：2023 年 8 月 第 1 版
印　　次：2023 年 8 月 第 1 次印刷
定　　价：40.00 元

扫码获取数字资源

四川大学出版社
微信公众号

前　言

　　信息化是近年来比较热门的话题，从网络平台到手机终端，从应用程序到监控软件，从医疗设备接入到健康穿戴，从信息互通到大数据应用，医疗信息化的快速发展让人眼花缭乱。医疗质量是医院运行的根本，如何应用信息化手段来提升医疗质量管理水平是一个值得探讨的热门话题。

　　电子病历应用水平分级被纳入国家三级公立医院绩效考核，各大医院均在不断加强信息化建设的力度，以结构化电子病历为基础的各种信息系统应运而生。要想充分利用这些信息系统不断优化就医流程、提升医务人员工作效率、保证医疗安全，就需要管理者将各项规章制度、业务流程与信息化手段高度融合，通过信息化手段实现各项制度尤其是核心制度的运行，通过数据提取与监测进行医疗质量的监控，利用数据分析达到持续改进、助力医院高质量发展的效果。

　　成都市第六人民医院是四川省的达到国家电子病历应用水平五级评审的市级医院，医院信息系统的建设及应用水平受到检查专家的认可和好评。医务、病案、护理、院感管理是医疗业务管理的核心，本书旨在结合医院电子病历应用水平五级创建活动，介绍信息化手段在医务、病案、护理、院感管理各环节中的应用，以便与各位医院管理同仁交流与分享。

目　　录

第一章　信息化手段在医务管理中的应用

第一节　授权管理

医务管理涉及医疗质量与医疗安全，其中很重要的一个环节是授权管理。各级医师的授权必须在遵循《中华人民共和国医师法》的前提下，根据医师的技术资质（住院医师、主治医师、副主任医师、主任医师）及其实际能力水平，确定医师所能实施和承担相应治疗手段的范围与类别。[①] 授权管理包括处方授权管理（含抗菌药物分级管理、肿瘤药物分级管理、中药授权管理、毒麻药品授权管理、放射药品授权管理等）、手术分级授权管理。在以往成都市第六人民医院医务授权管理中，相应授权文件在全院发布后，主要通过医师自觉遵守，药剂科、手术室协助审查，医务部门人工督查的形式进行管理，这种管理方式导致事后才能发现越权现象，存在医疗安全风险。如今，成都市第六人民医院通过信息化建设，将医师权限嵌入医疗系统，用信息管人，全方位进行授权管理。

成都市第六人民医院通过药库管理系统、医务系统、医嘱系

---

① 李全福，张卓奇，张军华. 腹腔镜外科组建与技术［M］. 北京：人民军医出版社，2009.

统等模块建立信息化授权管理系统，下面将逐一介绍处方授权管理与手术分级授权管理的具体内容。

一、处方授权管理

取得执业医师资格证并在本院注册的执业医师具有本院处方权，根据医师执业专业、职称、医院专项考核结果等内容，授予医师不同类别、级别的处方权限。现以抗菌药物分级授权为例进行介绍。

根据《抗菌药物临床应用指导原则》的规定，并结合国家卫生健康委员会（简称卫健委）发布的《抗菌药物分级管理目录》，将抗菌药物分为非限制使用、限制使用与特殊使用三级进行分级管理。

（一）分级使用原则

三级抗菌药物的定义：①非限制使用级抗菌药物。经临床长期应用证明安全、有效，对细菌耐药性影响较小、价格相对较低的抗菌药物。②限制使用级抗菌药物。与非限制使用级抗菌药物相比较，这类药物在疗效、安全性、对细菌耐药性影响、药品价格等某方面存在局限。③特殊使用级抗菌药物。不良反应明显，不宜随意使用或临床需要倍加保护以免细菌过快产生耐药而导致严重后果的抗菌药物；新上市的抗菌药物；疗效或安全性的临床资料较少，或者并不优于现用药物的抗菌药物；价格昂贵的抗菌药物。

成都市第六人民医院根据职称级别，对抗菌药物合理使用专项考核合格的医师进行抗菌药物使用授权：①住院医师只能开具非限制使用级抗菌药物；②主治医师可开具非限制使用级抗菌药物和限制使用级抗菌药物；③副主任医师和主任医师可开具非限制使用级抗菌药物、限制使用级抗菌药物、特殊使用级抗菌药物，同时在有特殊使用级抗菌药物会诊权限医师会诊后方可使用。医院按《抗菌药物分级管理目录》要求对感染科、呼吸与重症医学科、临床药学科、重症医学科、检验科的部分高级职称医师在专项考核合格后授予特殊使用级抗菌药物会诊权限。

（二）信息化管理

成都市第六人民医院通过药库管理系统、医务系统、医嘱系统联动实现信息化授权管理。

首先在药库管理系统中对所有的抗菌药物进行分类标记，共分为非限制使用级、限制使用级、特殊使用级三类。其次在医务系统中对每一个医师进行授权维护。界面包含医师基本信息（姓名、工号、科室、职称、工作年限等）、能使用的抗菌药物级别、有无特殊使用级抗菌药物会诊权限。最后将药库管理系统、医务系统的数据与医嘱系统共享。

医师在下达医嘱时，即可进行权限管理，防止越权现象发生。比如住院医师只能开具非限制使用级抗菌药物，在开具限制使用级抗菌药物或特殊使用级抗菌药物等超过医师权限范围的抗菌药物时，系统会弹出"该药为限制使用级抗菌药物/特殊使用级抗菌药物，你为住院医师，没有权限开具"的提示；当有权限的医师开具特殊使用级抗菌药物时，系统会判断是否已完成特殊使用级抗菌药物会诊，若没有则会弹出"需进行特殊使用级抗菌药物会诊"的提示，并进入会诊页面。在会诊界面，只能从下拉菜单中选择有会诊权限的医师发起会诊请求。

（三）信息化管理的优势

通过上述内容，可以发现信息化管理有以下优势：一是避免医师因记不清抗菌药物等级而使用错误。二是避免医师越权使用抗菌药物。三是避免医师不知哪些医师有特殊使用级抗菌药物会诊权限，查找烦琐。

二、手术分级授权管理

手术分级授权管理是加强手术临床应用、规范手术医师行为、提高医疗质量、保障医疗安全、维护患者合法权益的重要环节。

（一）手术分级

根据风险性和难易程度，把手术分为四级：

一级手术指风险较低、过程简单、技术难度低的手术；

二级手术指有一定风险、过程复杂程度一般、有一定技术难度的手术；

三级手术指风险较高、过程较复杂、难度较大的手术；

四级手术指风险高、过程复杂、难度大的手术。

根据医师年资、职称、进修情况、历年开展各级别手术例数等信息授予医师不同级别的手术权限。在实际工作管理中，并不是简单罗列为某位医师可以实施哪级手术，而要具体到该医师能做哪些手术，因为即使是主任医师也并非能够做本专业的所有四级手术，这需要我们进行精细化管理。因此，信息化的建设对医务管理大有裨益。

（二）信息系统在手术分级授权管理中的应用

成都市第六人民医院通过医务系统、医嘱系统、手术排班系统、手术麻醉管理系统、电子病历系统联动实现手术分级授权管理。

首先在医务系统中对手术级别进行维护，界面包含手术名称、手术编码、手术级别，其中成都市第六人民医院的三级、四级手术级别是与国家公布的手术级别相匹配的，一级、二级手术是根据成都市第六人民医院的实际情况制定的。

其次对医师手术权限进行维护，界面包含医师基本信息（姓名、工号、科室、职称、工作年限等）及能实施的手术级别。点击医师姓名进入能实施手术的界面，在界面中有该医师能实施的所有手术的名称、手术编码、手术级别。

医务系统的授权与医嘱系统进行绑定。医师在开具手术申请单时，输入主刀医师姓名、手术名称后，系统可以自行进行识别，判断该医师是否有相应的手术权限。当申请超过医师手术权限的手术时，系统会给予提醒并不予申请。当申请成功后，如申请信息与手术排班系统、手术麻醉管理系统相匹配，循环护士、麻醉医师可根据申请信息对实际主刀医师进行核实；同时手术医师在书写手术记录时，申请的相关信息会在手术记录中自动生成，比如主刀医师的姓名、手术名称及手术级别，若进行了修改会生成相应报表，管理部门能对修改情况进行查询。

管理部门根据科室申请情况，每两年评估医师技术能力，适时调整医师手术权限。在医务系统中进行权限调整时，系统可对调整情况进行留痕管理。

（三）信息化管理的优势

手术分级授权管理实现信息化管理后，优势明显。进行信息化管理后，一是手术分级授权直接由事后管理变成事前管理；二是手术室可根据申请信息对主刀医师进行身份核实；三是能对自动生成手术记录相关信息的修改记录进行查询，可有效避免申请的主刀医师是无手术权限的医师。上述三点为医务管理部门对手术分级授权管理提供了管理方法和数据支持。

第二节　电子签名

一、电子签名的定义

电子签名指数据电文中以电子形式所含、所附用于识别签名人身份并表明签名人认可其中内容的数据。通俗点说，电子签名就是通过密码技术对电子文档进行电子形式的签名，并非书面签名的数字图像化，它类似于手写签名或印章，具有与手签等同的法律效力。[①] 从电子签名的定义中，可以看出电子签名的两个基本功能：①识别签名人；②表明签名人对内容的认可。

二、适用范围

电子签名适用于电子病历业务的各类签字及流程，包括需要医师、医技人员、护理人员签字的电子病历资料（如病程记录、护理记录、检查检验报告单等）。

电子签名的医疗文书与手写签名或者盖章的医疗文书具有同等的法律效力。但复印稿或任何形式的电子转换稿，不具备相同的法律效力。

三、电子签名如何实现

首先在电子签名系统中，管理部门对本院取得资格证并注册的医师、医技人员、护理人员的情况进行维护，主界面包含上述人员的基本信息（含姓名、身份证号码、手机号码、照片等）、

---

① 谢晓俊. 著作权网络侵权案件中第三方电子存证的认定 [J]. 人民司法，2020 (25)：83-87.

资格证信息、执业证信息。

新注册用户首次登录系统进行扫码时，通过验证用户手机号码、姓名、身份证号码，对接公安数据完成人脸识别，验证成功后获得电子签名权限。

移动电子签名系统与医嘱系统、电子病历系统、手术麻醉管理系统、护理系统相关联。

医师、医技人员、护理人员在进入上述系统时，用微信扫二维码或输入密码登录后方可进行操作。在进行签名时，需再次输入密码。

四、电子签名的优势

在没有电子签名前，病历文书须打印出来进行手签才具有法律效力。由于工作繁忙，没有电子签名的医院大多都存在病历未及时打印、签名的现象。病历未及时打印、签名是医务管理的难点。有的医院甚至会出现当患者要求封存病历，而病历全部都未打印的现象。

由于电子签名与手写签名或者盖章的医疗文书具有同等的法律效力，实现电子签名后，一是避免无手签或盖章不规范的病历文书出现；二是减少了医师工作步骤，从而极大提高了工作效率。

第三节　不良事件管理

医院不良事件管理是发现医院运行过程中存在的安全隐患、防范医疗事故、提高医疗质量、保障患者安全、促进医疗技术进步和保护患者利益的重要措施。

为达到国家卫健委提出的患者安全目标，保障患者安全，成都市第六人民医院要求发现不良事件与隐患缺陷要主动报告，遵循自愿性、真实性、及时性、非惩罚性、保密性原则，鼓励全院职工主动上报各级、各类医院不良事件。

一、医院不良事件的定义

医院不良事件指在临床诊疗活动与医院运行过程中，任何可能影响患者的诊疗结果、增加患者的痛苦和负担并可能引发医疗纠纷或医疗事故，以及影响医院工作的正常运行和医务人员人身安全的因素和事件，包括医疗不良事件、护理不良事件、药品不良反应/事件、医疗器械不良事件、输血不良反应、院内感染管理不良事件、人事纪律不良事件及总务后勤不良事件等。

二、等级划分

医院不良事件按事件的严重程度分为四个等级：

Ⅰ级事件（警告事件）——非预期的死亡，或是非疾病自然进展过程中造成的患者永久性功能丧失。

Ⅱ级事件（不良后果事件）——在疾病医疗过程中是因诊疗活动而非疾病本身造成的患者机体与功能损害。

Ⅲ级事件（未造成后果事件）——虽然发生了错误事实，但未给患者机体与功能造成任何损害，或有轻微后果而不需要任何处理即可完全康复。

Ⅳ级事件（隐患事件）——由于及时发现错误，未形成事实。

三、信息化管理

成都市第六人民医院不良事件信息化管理是通过不良事件管理系统实现的。不良事件管理系统的主界面有不良事件上报、不良事件处理、统计分析三大模块。

（一）不良事件上报模块

成都市第六人民医院不良事件实行归口管理，所以在事件上报模块下，还有医疗类不良事件、护理类不良事件、院感类不良事件、输血类不良事件、药品类不良事件、医疗器械设备类不良事件、治安类不良事件、后勤类不良事件、信息类不良事件、化妆品类不良事件、其他类不良事件等 11 个模块。

当选择其中一类不良事件进行上报时，单击进入上报界面，不同类型的不良事件有不同的上报内容。以医疗类不良事件为例，上报内容包含受伤害者基本信息（门诊/住院号、姓名、性别、年龄、身份证号、诊断名称、主治医师、就医科室、就医时间、床位号等）、不良事件报告相关信息（受伤害者类别、发现人、发生科室、上报人所属科室、事件发生时间、事件发生地点、当事人信息、提供何种服务时发生、给患者带来的伤害、是否有纠纷、化解方式、事件发生前患者所处的状态、现场处理措施名称、事件经过、应对措施）、不良事件的等级（严重程度、事件等级）、不良事件内容、不良事件发生后的分析与处理。上述提到的众多项目，除了"受伤害者基本信息""不良事件内容"需自行填写，其余均可通过下拉菜单进行勾选。其中，"不良事件发生后的分析与处理"内容通过下拉菜单进行勾选后，可自动生成鱼骨图，便于总结分析。

（二）不良事件处理模块

不良事件处理模块为对口管理部门使用。以输血类不良事件为例，科室填写输血类不良事件并上报后，相关信息会自动发送至输血科，输血科进行处理并填写处理反馈意见后，信息会自动发送至医务部进行审核，待医务部填写审核意见后，信息再汇总至输血科。

（三）统计分析模块

普通医务者只能查看自己上报的不良事件汇总信息和总结分析。科室负责人可查看本科室上报的所有不良事件汇总信息和总结分析。对口管理部门可查看涉及本部门负责类别的全院上报所有的不良事件汇总信息和总结分析。不良事件牵头部门可查看全院上报的所有不良事件汇总信息和总结分析。

四、信息化管理的优势

不良事件实现信息化管理后，主要有以下优势。

其一，线上进行不良事件上报可减少临床医务人员的来回奔波。

其二，不良事件的上报，简单快捷。

其三，可实时查询，了解上报进展。

其四，系统通过数据收集、整理、分析，减轻管理部门工作强度，为医院管理提供数据支持。

第四节　医疗审批

采用信息化管理后，各种审批均通过线上流程，审批申请单可自动抓取相关数据，医师可以不用再填写相关内容，线上审批节约了医师的时间。对于管理部门来说，采取信息化手段后，可实现信息的快速查询，可自动生成相关报表和分析，方便了数据收集、整理和处理。

以下将对重大手术审批、非计划再次手术审批、大量用血审批进行详细阐述。

一、重大手术审批

（一）概述

为提高医疗质量、保障医疗安全、降低手术风险，成都市第六人民医院实行重大手术审批制度。

重大手术指技术难度大、手术过程复杂、风险度大的各种手术，包括重要器官切除手术、高风险手术、部分资格准入手术、部分新技术新项目及其他特殊手术。

（二）信息化管理

成都市第六人民医院通过医务系统、医嘱系统、电子病历系统联合应用实现重大手术审批。

首先在医务系统中进行重大手术目录维护。在手术库中将重大手术审批目录中的手术名称和编码进行重大手术标记，并将数据与医嘱系统、电子病历系统共享。

其次在医嘱系统中，医师发起手术申请单时，填写的手术名称或手术编码在手术库中标记为重大手术时，即会触发重大手术审批流程，弹出"重大手术审批单"。重大手术审批单内容包括患者基本信息、术前诊断、手术指征、术前检查、手术方法、手术等级、术中术后可能发生的并发症、拟手术时间、主刀医师、助手等，里面绝大部分内容均可从电子病历系统中的病历文书中自动抓取。发起手术申请单的医师完成审批单填写后，审批流程自动传到科主任处，待科主任审批完成后会传到医务部，医务部可在医务系统中查看并审批。

同时，为了保障急诊手术及时、顺利开展，保障患者安全，当医师勾选急诊手术时，可跳过审批流程，术后再补报审批表。对于急诊手术可形成报表供医务管理部门查看、管理、核实。

在医务系统的重大手术审批界面有查询模块，可查询全院任何时段的重大手术汇总表，含科室、患者姓名、性别、年龄、病历号、术前诊断、拟订手术及时间、主刀医师、术前准备情况（输血前全套、术前备血、术前讨论、术前小结、手术同意书等），点击任意一条，可进入重大手术审批单界面进行查询。

（三）信息化管理的优势

重大手术审批实现信息化管理后，主要有以下优势。

其一，杜绝重大手术瞒报、漏报现象。

其二，重大手术审批申请单可自动抓取相关数据，医师可以不用再填写相关内容。

其三，线上审批节约医师的路途时间，减轻临床负担。

其四，医务管理部门可快速查询，督查便捷，方便数据收集、整理和处理。

二、非计划再次手术审批

（一）概述

非计划再次手术是医疗质量和医疗安全管理的重中之重，是手术质量安全管理的重要指标。为提高手术质量、保证患者安全，成都市第六人民医院实行非计划再次手术院领导审批制度。

非计划再次手术指在同一次住院期间，因各种原因导致患者需进行的计划外再次手术。原因分为：医源性因素，即手术或特殊诊治操作造成严重并发症必须施行再次手术；非医源性因素，即由于患者病情发展或出现严重术后并发症需要进行再次手术（不包括计划中分次或分步手术）。

实施非计划再次手术的科室必须主动填写《非计划再次手术审批表》，并上报医务部、分管院长。择期手术最迟于术前24小时前上报，由科室主任或科室副主任签字确认；急诊手术术前需打电话向医务部或医院总值班室报告（非正常上班时间），术后

24 小时内以书面形式上报医务部、分管院长。

（二）信息化管理

成都市第六人民医院通过医务系统、医嘱系统、电子病历系统、手术排版系统、手术麻醉管理系统联合应用来实现重大手术审批与监管。

医师在医嘱系统发起手术申请单时，信息系统对此次住院拟行第二次手术及以上的手术申请进行自动识别，弹出"此次手术为再次手术，是否为非计划再次手术？"的选择框供申请手术的医师选择。医师如果选择"否"，则按照正常手术申请流程填写手术申请单；医师如果选择"是"，则弹出提醒框，告知必须进入"非计划再次手术审批单"填写，内容包括患者基本信息、病情摘要、第一次手术情况（手术名称、手术时间、麻醉方式、主刀医师）、再次手术原因和目的、拟再次手术时间、拟再次手术主刀医师、再次手术名称。完成填写后自动推送给科主任；科主任审批后自动推送给医务部主任；医务部主任审批后自动推送给分管院长；待分管院长审批后，申请医师才能进行常规手术申请流程。

为了保证急诊手术及时顺利开展，保障患者安全，当医师勾选急诊手术时，可跳过审批流程，但须在术后补报审批表。

要进行非计划再次手术和二次手术前，系统均会在手术排班系统和手术麻醉管理系统进行特殊标记，方便手术室人员进行核查管理。当手术室人员确定为非计划再次手术，将在系统中进行标记，相关手术信息会自动上传至医务管理系统供医务部查询管理。

完成非计划再次手术后一周内，分管院长、医务部主任、护理部主任到科室参与非计划再次手术术后讨论，总结非计划再次手术的原因及分析、改进的具体措施。科室人员线上填写非计划再次手术报表并上报医医务管理部门，供医务部和分管院长核查管理，必要时由分管院长上报给医疗质量与安全管理委员会讨论并签署意见。

医务系统可自动生成非计划再次手术台账和二次手术报表（非计划再次手术做特殊标记）供医务管理部门核查管理。管理人员点击任意一条，均可进入该患者的电子病历进行查看。

医务系统可对非计划再次手术台账进行归纳分析，形成相关报表，包括非计划再次手术科室统计、非计划再次手术的首次手术主刀医师统计、非计划再次手术管床医师统计等报表。医务部每年将非计划再次手术情况进行分析、汇总，分析结果将列为对科室进行年度考核的重要考核指标之一，并作为手术医师资格评价再授权的重要依据。

（三）信息化管理的优势

非计划再次手术审批实现信息化管理后，主要有以下优势。

其一，能有效避免非计划再次手术的瞒报、漏报现象。

其二，非计划再次手术审批申请表和术后上报表可自动抓取相关数据，医师可以不用再填写相关内容。

其三，自动推送术前审批表至科主任、医务部主任、分管院长处，使医疗管理人员及时知晓情况。

其四，便于医务管理部门管理，管理人员可对相关数据进行整理、处理、分析，有利于管理部门对科室考核、手术医师资格再授权的评价。

三、大量用血审批

（一）概述

临床用血应当遵循合理、科学的原则，临床医师必须严格掌握输血适应证。成都市第六人民医院规定同一患者一天申请备血量达到 1600mL 的，即为大量用血，需进行大量用血审批。这需要由具有中级以上专业技术职务任职资格的医师提出申请，经科主任核准签发后，报医务部批准备案，方可备血。

（二）信息化管理

成都市第六人民医院通过医务系统、医嘱系统、合理用血系统联合应用来实现大量用血审批。

当同一患者一天申请备血量达到 1600mL，医师在医嘱系统申请备血时，会自动触发大量用血申请流程，系统自动弹出大量用血申请单，内容包括申请医师、申请时间、用血时间、患者基本信息、血型、临床诊断、申请理由、申请血液成分及剂量，其中多项数据可从检验结果、病历文书中自动抓取。申请表完成上传后，相关信息会被推送至科主任处，待科主任审核后推送至医务部进行审核，医务部审核完成后发送至输血科进行存档备案。上述所有审核流程完成后，医师方可开具常规输血申请单。急诊用血可以跨过审批流程直接申请，可先用血，后补流程。

（三）信息化管理的优势

大量用血审批实现信息化管理后，主要有以下优势。

其一，杜绝大量用血瞒报、漏报现象。

其二，大量用血申请单可自动抓取相关数据，医师可以不用再填写相关内容。

其三，线上审批节约医师的路途时间，优化临床工作步骤。

其四，医务管理部门可快速查询，督查便捷，方便数据收集、整理和处理。

第五节　临床路径管理

一、临床路径的相关概念

临床路径指由医疗、护理和相关专业人员对某些病种或手术，以循证医学依据为基础，以提高医疗质量、控制医疗风险和提高医疗资源利用率为目的，制订的有严格工作顺序和准确时间要求的程序化、标准化的诊疗计划[①]，以达到规范医疗服务行为、减少资源浪费、使者获得适宜的医疗护理服务的目的。临床路径的核心是将某种疾病（手术）关键性的检查、治疗、操作、护理等活动标准化、程序化，确保患者在正确的时间、正确的地点得到正确的诊疗服务，以期达到最佳治疗效果。

二、临床路径的意义

各级医师对疾病的认知和临床经验存在差异，当疾病被明确诊断出来后，基于同一治疗原则，各医师的治疗方法存在差异。实行临床路径管理后，医师可把临床路径作为临床训练的教学指引，更快地掌握诊疗流程和规范；大部分病历纳入临床路径进行集中管理，医师可以有更多的时间和精力研究复杂病症，促进自身业务水平的提高。对护理人员而言，由临床路径率先得知应对患者提供的具体的护理服务及预后，护理活动更规范。同时，对患者而言，临床路径可以降低平均住院日、控制费用、提高服务质量和患者满意度。

[①] 李雪辉. 基于 2 个病种的按病种付费成本控制研究［J］. 中国医院，2018，22（11）：28－30.

三、信息化管理

成都市第六人民医院主要通过临床路径管理系统和医嘱系统实现临床路径信息化管理。成都市第六人民医院建有 338 个病种的临床路径，涉及所有住院科室。

（一）临床路径管理系统

临床路径的重点在于病种的选择、进入临床路径的条件、退出临床路径的条件、每日的治疗及护理安排。信息化管理的第一步就是将 338 个临床路径模板导入系统进行维护。

当医师对新入患者进行首次医嘱下达时，临床路径管理系统会自动关联门诊诊断、住院诊断进行识别，如果是系统中的病种之一，页面会自动弹出提示框询问"是否进入临床路径管理"。当选择"是"后，进入临床路径医嘱界面，这时会自动弹出对应病种的第一天医嘱模板，包含护理类别、护理级别、饮食、药物治疗、检查、检验等项目，当勾选完成后，一键点击即可完成所有医嘱下达及检查检验项目开具。第二日在医嘱系统中点击该患者，医嘱界面即自动显示第二天的医嘱模板，同样是勾选所需医疗项目后，一键完成所有医嘱下达及检查检验项目开具。以此类推，直至出院。当到了临床路径设定出院日期，系统会自动弹出"是否安排出院"，点击"同意"后，选择出院相关医嘱项目，一键完成出院安排，完成该患者临床路径闭环管理。

如果患者出现病情变化，医师在下达临床路径以外的医嘱时，系统会立即弹出"是否退出临床路径管理"的提示，当选择"是"并填写退出原因后，会进入常规医嘱界面，该患者即退出临床路径管理系统。

（二）查询功能

临床科室可在医嘱系统查询本科室的临床路径相关数据（入

径人数、入径率、出径人数、完成率等），并生成相关报表和明细表。

医务管理部门可通过临床路径管理系统查询全院的临床路径数据（全院及各科室的入径人数、入径率、出径人数、完成率等），并可对临床路径相关报表进行整理、分析，提供管理考核依据。

四、信息化管理的优势

其一，便捷。当患者信息被接入临床路径管理系统，临床医师的每日医嘱均可一键生成，为医师节约大量时间和精力。

其二，规范。由于临床路径治疗信息模板化，医师不会因为忙碌或限于自身水平导致某项治疗、检查出现偏差、遗漏等现象。

其三，有效提升管理效率。临床路径管理系统的各项数据可实时查询，系统协助整理、分析，使管理效率大大提高。

第六节　危急值管理

一、危急值定义

危急值指某项或某类检验或检查结果异常，表明患者可能正处于有生命危险的边缘状态，临床医师需要及时获取检验或检查信息，迅速给予患者有效的干预或治疗措施，挽救患者生命，否则就有可能出现严重后果，致使患者失去最佳抢救机会。

二、危急值管理的范围

成都市第六人民医院“危急检验检查报告”包括临床实验

室、心功能室、放射影像科、超声影像科、内窥镜室等医技科室的危急检查项目。

（一）临床实验室检查项目

临床实验室的检查项目主要有血钾、血钙、血糖、血气、中性粒细胞计数、血小板计数、血红蛋白计数、凝血功能、肾功能、肌钙蛋白、特殊病原菌等。

（二）心功能室检查项目

心功能室的检查项目主要有恶性心律失常、心肌梗死、提示高血钾/低血钾心电图、严重的 QRS 或 T 波电交替现象等。

（三）放射影像科检查项目

放射影像科的检查项目主要有中枢神经系统、呼吸系统、循环系统、消化系统、骨骼系统。

中枢神经系统，比如弥漫性脑肿胀、广泛脑挫裂伤等。

呼吸系统，比如肺栓塞、肺梗死等。

循环系统，比如大量心包积液、心脏压塞等。

消化系统，比如肝破裂、脾破裂、腹腔出血等。

骨骼系统，比如脊柱不稳定性骨折等。

（四）超声影像科检查项目

超声影像科的检查项目主要有急性外伤见腹水，疑似肝脏、脾脏或肾脏等内脏破裂大量出血；急性重症胆囊炎、急性重症胆管炎考虑胆囊化脓并急性穿孔；急性睾丸扭转伴坏死；怀疑异位妊娠或黄体破裂并腹腔内大量出血；晚期妊娠出现羊水过少，并且胎儿呼吸、心率异常，疑胎儿宫内窘迫；心脏搏大，合并急性心力衰竭（重度）；急性大面积心肌梗死；急性肺栓塞；大量心包积液合并心脏压塞；主动脉夹层破裂；主动脉窦瘤破裂等。

（五）内窥镜室检查项目

内窥镜室的检查项目主要有内镜下发现的急性活动性出血或

穿孔、内镜诊治后发生的大出血或穿孔。

三、信息化管理

危急值管理是医务管理的重点之一，要通过各种手段保证将危急值及时报告给临床医师，以便临床医师采取及时、有效的治疗措施，提高临床检验、检查危急值报告使用效率，最大限度地及时抢救危急重症患者，从而保障医疗安全。

既往医院没有实现信息化管理的时候，全靠医技科室打电话通知临床科室，双方主要通过手工登记存档，工作量极大且效率低下。实现信息化管理后，在有效保障危急值及时性、医疗安全的同时，大大减轻了临床医技的工作量，提高了工作效率。下面将具体阐述医院如何实现危急值信息化管理。

成都市第六人民医院危急值闭环管理是通过医务系统、医嘱系统、电子病历系统、检验系统、心电系统、影像系统、内镜系统联合实现的。

（一）危急值项目维护

1. 检验危急值在检验系统中维护，比如 WBC（×109/L），设定危急值范围为≤ 1.0 或≥ 50.0，将所有涉及的临床检验、生化检验、微生物检验均设置好危急值范围。

2. 心电图危急值在心电系统中维护。

3. 放射影像科和超声影像科危急值在影像系统中维护。

4. 内镜室危急值在内镜系统中维护。

（二）危急值实行闭环管理

1. 当患者检验结果出现危急值时，检验科室的系统上会以醒目颜色显示出来，检验科医师核实为危急值后，点击确认后立即通过信息系统将危急值发送给对应的医师工作站与护士工作站（护理人员收到危急值后须及时通知医师进行处理）。

2. 心电图室、放射影像科、超声影像科、内镜室医师书写报告时，当内容涉及危急值时系统会自动触发危急值流程，弹框提示"确认是否为危急值"，医师点击确认后信息系统会将危急值发送给对应的医师工作站与护士工作站（护理人员收到危急值后须及时通知医师进行处理）。

3. 医师在系统上收到危急值后进行回复，并对患者情况进行相应处理，完成危急值病程记录的书写。

4. 信息发布后如超过 10 分钟临床科室还未进行处理，系统会自动反复出现弹框提醒发布科室和接收科室，发布科室知晓临床科室未在系统中接收后，会立即打电话通知（这种情况需在危急值登记本进行人工登记），确保患者情况得到及时处理。

（三）查询统计功能

信息化管理后可对相关危急值信息进行实时查询，包含患者基本信息、危急值项目、发布时间、发布人员、接收时间、接收人员、初步处理意见、危急值病程完成时间等内容，方便医师了解危急值处理情况。各部门查询危险值的范围不同。

1. 医师工作站与护士工作站可以对本科室的危急值情况进行查询。

2. 检查科室在系统中可查询涉及本检查科室的全院危急值记录与回复情况。

3. 医务部门在医务管理系统中可对全院危急值进行查询，方便实时督导全院危急值发送、接收、处置情况。

四、信息化管理的优势

信息化管理危急值后主要有三大优势。

一是减少医技科的工作量（减少人工通知、人工登记）、提高工作效率。

二是临床能够迅速接收危急值，减少人工登记环节。

三是每个环节都有迹可循，关键时间节点、责任人均能查询。

五、改进措施

当临床科室 10 分钟后未从系统接收危急值信息，为保障医疗安全，成都市第六人民医院目前采取的是发布科室立即通过电话通知临床科室，医院计划进行系统升级，将危急值信息除了发送至 isheny 工作站，还要同步发送至医师手机端。如果医师 10 分钟内未进行处理，系统会立即推送至科主任和护士长手机端，由科主任、护士长负责落实危急值处理。信息推送给科主任 10 分钟后临床科室仍未处理，系统就会推送相关信息至医务部主任手机端，由医务部介入追踪落实。

第七节　合理用血管理

近年来，随着输血技术的迅猛发展，输血已成为治疗的重要手段，是临床急救的重要措施。科学合理用血已成为关注的焦点。《中华人民共和国献血法》第十六条规定，医疗机构临床用血应当制订用血计划，遵循合理科学的原则，不得浪费和滥用血液。《临床输血技术规范》第四条规定，医疗机构设立输血科（血库）主要负责临床用血的技术指导和技术实施，确保贮血、配血和其他科学合理用血措施的执行。因此，临床上应严格遵循科学合理的用血原则，最大限度降低输血风险，提高输血的安全水平。

一、临床用血审核制度要求

为全面贯彻合理、科学、安全的用血原则，成都市第六人民医院严格实行临床用血审核制度。

同一患者一天申请备血量小于 800mL 的，由具有中级以上专业技术职务任职资格的医师提出申请，上级医师核准签发后方可备血。夜间的急诊抢救用血，可先由值班医师申请用血，次日补流程。

同一患者一天申请备血量在 800mL 至 1600mL 的，由具有中级以上专业技术职务任职资格的医师提出申请，经上级医师审核并经科主任核准签发后方可备血。

同一患者一天申请备血量达到 1600mL 的，由具有中级以上专业技术职务任职资格的医师提出申请，科主任核准签发后，报医务部批准备案（非工作日及下班时间报医院值班室备案），方可备血。

紧急用血可先通过电话报备，后补办报批手续。

二、信息化手段在输血管理中的应用

成都市第六人民医院通过输血系统、检验系统、医嘱系统和电子病历系统联合实现合理用血信息化管理。其中输血系统主要供输血科使用，包含申请单、验血、配血处理、用血管理、划价、血液出入库、输血不良反应、统计查询等模块。

（一）临床申请用血

输血申请单的内容包括以下信息。

1. 基本信息：患者姓名、性别、年龄、科室、住院号、属地、血源、申请时间、血型、二次鉴定血型、诊断及输血适应证、输血反应及禁忌证、实验室数据（血红蛋白、血小板、白细胞、HCT、转氨酶、感染性标志物、凝血功能）、预输血型、申请人。

2. 申请血液信息：用血方式、预定输血时间、血量、单位、血液要求。当在血液要求的下拉菜单中选择血液成分后，空白处会显示医院该成分血的血库库存数量。

输血申请单中大部分数据信息可从检验结果、输血前评估、首页等方面自动抓取。医师开具输血申请时，可以手动填写血型，血型填写与首页数据不一致时系统会进行弹框提示。

（二）输血审核

系统自动审核感染性标志物、输血同意书、输血前评估完成情况。

医师在提交用血申请前，须在电子病历中填写输血知情同意书，并让患方签字。当医师提交用血申请时，系统会自动审核"是否在电子病历中建立输血知情同意书"。若没有弹出提示框，系统则自动进入输血知情同意书填写页面，填写完成后返回用血申请页面。

医师在提交用血申请前，应完善感染性标志物检查。当医师提交用血申请时，系统会自动审核"是否开具感染性标志物检验单且护理人员已执行"。若没有弹出提示框，则表明"该患者感染性标志物未采样"。

医师在提交用血申请前，须在电子病历中完成输血前评估。当医师提交用血申请时，系统会自动审核"是否在电子病历中完成输血前评估病程"。若没有弹出提示框则自动进入电子病历并创建输血前评估，待完成该病程后返回用血申请页面。

为保障危重患者及时用血，紧急用血可跳过该审核，事后补流程。

（三）血液准备

输血科管理人员可通过血库系统查询手术患者和住院患者的血型分布情况，并根据当日手术和治疗患者用血总量设定血库库存上下限预警。成都市第六人民医院是根据当日实际用血申请量在库存中自动设置库存下限预警，医院常规 3 日用血量设置为上限。

在登录血库系统后，系统会自动弹出库存查询界面，红色标记为当前库存低于下限，医师在开用血申请时也可以看到血库血量等信息。

（四）配血与用血

医师完成输血申请后，输血科工作人员对用血申请单进行审核，如果审核不通过，输血科工作人员通过系统将核查意见反馈到临床科室。

输血科工作人员对通过核查的申请单进行配血，配血完成后通过系统反馈至护士工作站，护理人员打印取血单到输血科取血，输血科在系统上进行发血操作并打印发血单，双方核对血袋和发血单信息后完成取血交接。

护理人员取回血后，医师在医嘱系统开输血医嘱，护理人员打印输血条码，双人核查后进行输血。

护理人员在电子病历中记录输血护理记录单，医师在电子病历中记录输血记录和输血后评价。输血科可对输血相关文档进行查阅。

（五）输血不良反应

输血不良反应可通过院内不良事件管理系统进行上报，输血科和医务部可以分别通过输血系统和不良事件管理系统进行查询、审核。前面在不良事件管理章节已介绍过不良事件管理系统，现在对输血不良反应上报流程进行详细介绍。

1. 输血不良反应在不良事件管理主界面的输血类不良事件模块进行上报。

2. 进入该模块后，填写相关信息。

（1）患者基本信息，包括住院号、住院次数、姓名、性别、临床诊断、主治医师、科室、床号、入院日期、出院日期、妊娠史、血型、既往输血史。

（2）不良反应报告相关信息。

①输血开始时间、输血反应发生时间、输血结束时间、缓解输血反应时间、发生科室、上报人所属科室、上报人职称。

②输血信息，包括献血编码或条形码、血液成分、血型（ABO）、RH（D）、血量。

③患者生命体体征检测，包括输血前、不良反应发生时、缓解后三个阶段的血压、呼吸、脉搏、体温。

④相关临床表现，通过下拉菜单进行勾选，包括体温、皮肤症状、呼吸系统症状、疼痛、消化道症状、心血管症状、溶血症状、其他。

（3）不良反应判断结果：通过下拉菜单进行勾选，包括输血传播病毒感染、输血传播细菌感染、输血传播寄生虫感染、输血传播其他病原体感染、过敏反应、溶血性反应、迟发性血清学输血反应、非溶血性发热反应、输血后紫癜、输血相关移植物抗宿主病、输血相关急性肺损伤、输血相关呼吸困难、输血相关循环超负荷、输血相关性低血压、铁超负荷、空气栓塞、大量输血相关并发症等。

（4）处理方式：通过下拉菜单进行勾选，包括停止输血、症状消失后继续输血、抗组胺药、类固醇激素、对乙酰氨基酚、利尿剂、支气管扩张剂、肾上腺素、插管/通气支持、透析治疗、血浆置换术等。

（5）治疗措施：需填报人描述。

（6）治疗结果：通过下拉菜单进行勾选，包括缓解、轻微或无后遗症、严重或长期后遗症、死亡。

（7）不良事件等级，通过下拉菜单进行勾选，包括严重程度（A、B、C、D、E、F）、事件等级（Ⅰ、Ⅱ、Ⅲ、Ⅳ）。

3. 临床医师完成不良反应上报后，信息发送至输血科，由输血科人员在输血系统中查看并填写反馈意见，内容包括不良反应严重程度、反馈意见。输血科人员可通过输血系统查看患者病历资料，包括医嘱、电子病历、检验检查结果、申请单等。

4. 输血科处理反馈意见后，将信息发送至医务部，由医务部在不良事件管理系统进行审核。

5. 医务部完成审核后反馈至输血科进行结案。

6. 临床、输血科、医务部均可通过不良事件管理系统、输血系统进行查询汇总情况和数据分析情况。

（六）信息化管理的优势

整个输血流程涉及环节众多且烦琐，通过信息化管理牢牢抓住关键节点，以保证用血安全。

1. 医师填写输血申请单时，系统会自动抓取相关数据，减少医师的工作量。

2. 医师填写输血申请单时，系统通过输血量判断自动进入不同的审核流程。

3. 医师填写输血申请单时，系统自动审核是否完成感染性标志物检查、输血同意书签署、输血前评估、填写的血型是否与首页相符，若未完成相关内容将自动跳转至相关页面进行完善。

4. 系统自动根据当日手术和治疗患者用血总量设定血库库存上下限预警。输血科和临床科室均可查询库存情况。

5. 输血科可通过输血系统查看患者病历资料，对输血申请单进行审核，并将未通过审核的信息反馈至临床科室。

6. 护理人员通过移动护理信息系统确保输血信息准确无误。

7. 输血不良反应通过线上填报，方便快捷，同时多个数据系统可自动抓取或通过下拉菜单勾选，减少临床工作量。

8. 管理部门通过不良事件管理系统对输血不良反应进行审批、查阅。

第八节　合理用药管理

一、概述

合理用药是指运用药学综合知识及管理学知识指导临床用药。合理用药以医药理论为指导，在充分辨析疾病和掌握药物性能特点的基础上，最大限度地发挥药物治疗效果，将药物的不良反应降低到最低限度甚至于零，使患者用最少的支出、冒最小的风险，得到最好的治疗效果。简而言之，就是安全、有效、简便、经济地使用药物，达到以最小的投入，取得最大的医疗和社会效益的目的。[1]

成都市第六人民医院通过合理用药系统与医嘱系统联合实现合理用药管理，主要有药品知识库、用药规则限定、药品使用核查处理和处方点评四大部分。

二、药品知识库

药品简单来讲分为西药和中药两种，其中西药又分为抗感染类药物、麻醉药及其辅助药物、神经类药物、精神类药物、抗肿瘤类药物、心血管类药物、呼吸类药物、消化类药物、泌尿系统类药物、激素及其有关药物、调血糖药物 11 大类。其中仅抗感染类药物又细分为抗生素类药物（青霉素类、头孢菌素类、β-内酰胺酶抑制剂、氨基糖苷类、四环素类、酰胺醇类、大环内酯类）、合成的抗菌药物（磺胺类、硝基呋喃类、喹诺酮类、尼立

---

① 覃洁. 综合性医院开展临床中药学工作探讨［J］. 现代医药卫生，2008
(18)：2832－2833.

达唑类）、抗结核病药物、抗麻风病药物、抗病毒药物、抗真菌药物、抗寄生虫病药物。

为了方便临床药物，成都市第六人民医院建有药品知识库，医务人员可以查询相关药品说明书、临床应用指南、临床路径、临床诊疗常规、循证医学证据等内容，其中药品点评文献知识库中的相关指南均是在医学专业协会的官方网站下载并上传到知识库。药品知识库向全院医师开放权限。

在医嘱系统，医师开具药品时，可以查看每种药品的药品说明书；在电子病历系统，医师可对所需诊断的疾病进行药物治疗方面的查询。

三、合理用药审核规则设定

成都市第六人民医院通过合理用药审方系统对合理用药进行规则设定维护，针对患者诊断、性别、历史处方、过敏史等进行合理用药、配伍禁忌、给药途径、处方天数等综合自动检查功能并给出提示。

1. 根据患者诊断。如药剂科在合理用药审方系统设置"三度房室传导阻滞禁用减慢心率药物"。如果医师在电子病历中诊断为三度房室传导阻滞，当医师开具减慢心率的药物（如酒石酸美托洛尔）时，系统会弹出"三度房室传导阻滞禁用酒石酸美托洛尔"的提示，且拒绝医师开具。

2. 根据患者性别。如药剂科在合理用药审方系统设置"十一酸睾酮软胶囊限男性使用"，当医师给女性患者开具十一酸睾酮软胶囊时，系统会弹出"十一酸睾酮软胶囊仅限男性使用"的提示，且拒绝医师开具。

3. 根据药物相互作用。如药剂科在合理用药审方系统设置"米格列醇与左氧氟沙星相互作用"，无论是否为同一张处方，还是是否为同一次住院，只要在成都市第六人民医院有米格列醇使用记录，当医师再开具左氧氟沙星时，系统会弹出"患者既往开具过米格列醇，可能仍在使用，米格列醇与左氧氟沙星存在相互作用，请谨慎合用"的提示。

4. 根据患者过敏史。如药剂科在合理用药审方系统设置"患者对头孢、青霉素过敏，禁用头孢、青霉素"，如果医师在电子病历中过敏史项填写"头孢、青霉素过敏"，当医师为该患者开具注射用青霉素钠时，系统会弹出"患者对头孢、青霉素过敏，禁用头孢、青霉素"的提示，且拒绝医师开具。

5. 根据给药途径。如药剂科在合理用药审方系统设置"阿莫西林胶囊的给药途径为口服"，当医师给患者开具阿莫西林胶囊给药途径为"静滴"时，系统会弹出"推荐给药途径为口服"的提示，且拒绝医师开具。

6. 根据单日最大剂量。如药剂科在合理用药审方系统设置"注射用胸腺法新的单日最大用量：1.6mg"，当医师给患者开具注射用胸腺法新单日用量3.2mg，系统会弹出"单日最大用量为1.6mg"的提示，且拒绝医师开具。

7. 根据配伍禁忌。如药剂科在合理用药审方系统设置"盐酸氨溴索与头孢曲松之间存在配伍禁忌"，当医师给患者开具盐酸氨溴索注射液与注射用头孢曲松钠配伍使用时，系统会弹出"盐酸氨溴索与头孢曲松不推荐配伍"的提示，且拒绝医师开具。

8. 根据溶媒。如药剂科在合理用药审方系统设置"紫杉醇酯质体仅能使用5%葡萄糖溶液作为溶媒"，当医师在给患者开具注射用紫杉醇酯质体与生理盐水配伍使用时，系统会弹出"溶媒错误"的提示，且拒绝医师开具。

9. 根据处方开具最大天数。如药剂科在合理用药审方系统设置"门诊精一类药品用于慢性病患者处方最大天数为15天"，当医师开具吗啡缓释片总量为20天时，系统会弹出"处方超过15日用量"的提示，且拒绝医师开具。

10. 对高危药品使用给予警示。药剂科在合理用药审方系统中设置高危药物属性，医师在开具高危药品医嘱时，系统会自动弹出高危药品提示与标识。如药剂科在药品维护界面设置"盐酸肾上腺素注射液"是高危药品，当医师给患者开具盐酸肾上腺素注射液，系统会弹出"盐酸肾上腺素注射液为高危药品，请谨慎开具"的提示，点击确定后，高危药品盐酸肾上腺素注射液显示为红色，其他药品显示为黑色。

四、药品使用核查处理

合理用药审方系统在提示医师当前处方存在合理用药违规信息后，如果医师选择继续使用，系统会将当前处方内容提交到前置审方系统中。药师在前置审方系统可自动接收到医生站提交的处方信息，并针对处方信息和违规内容进行审方操作。审方通过后，医师接收到通知即可正常下达处方；如果审方不通过，医师接收到通知无法继续下达处方。药师可在已审查处方列表中进行审方结果查看。

五、合理用药点评

成都市第六人民医院药剂科设立医院处方点评工作小组，负责处方点评具体工作，对药物临床使用的适宜性（用药适应证、药物选择、给药途径、用法用量、药物相互作用、配伍禁忌等）进行评价，发现存在或潜在的问题时，实施干预并督促不合理处方整改。

点评范围包括抗菌药物、围手术期用药、特殊级抗菌药物、药品用量动态监测和超常预警药品、重点监控药物、辅助治疗药物、超说明书用药、麻精药物、抗肿瘤药物、激素类药物、质子泵抑制剂、基本药物、中药饮片、中成药等。

药师以患者处方、药品医嘱作为抽样数据基础，根据成都市第六人民医院《处方点评工作制度》，按照不同抽样条件进行随机抽样，可进行系统自动点评和药师手动点评。处方点评系统界面有处方抽取、处方点评药品明细、抽取批次查询、任务分配、处方评价、点评药品基本药物使用百分比、Ⅰ类切口不合理使用抗菌药物占比、点评处方抗菌药物使用率等模块。以手动点评操作为例，药剂科主任可在合理用药审方系统中进入处方抽取模块，通过设置条件（点评分类、开始日期、结束日期、就诊类型、科室、医师、抽取方式、抽取数量、处方金额、诊断、年龄、费用类别、药品分类、给药途径、药品排名、药理分类、指定药品等）抽取处方，完成抽样后可对筛选出的处方进行任务分配；药师领取自己的点评任务后，点击"处方点评"进行评价，还可调看患者的电子病历、检验、检查、既往处方等病历资料进行判断。如果药师审查后认为医师开具的处方不合理，点击"不合理"后系统会弹出原因选择，亦可自定义点评填写。点击完成点评后，在医嘱处方栏会显示药师点评情况及不合理原因，药师在处方点评明细中可查询已点评结果问题报表，药剂科主任可查询所有药师点评结果问题报表和全科汇总表。

六、信息化管理的优势

其一，建立药品知识库可供医师随时查询学习，医师还可在医嘱系统上开具药品、电子病历系统下诊断时直接点击查询药品说明书，方便快捷。

其二，根据药品规则设定，对不合理用药进行系统自动弹窗提醒，系统可以实时拦截不合理药品开具，避免医师开错药品，影响患者健康。

其三，设定前置审方程序，事前对不合理用药进行干预，规范临床用药行为，保证患者用药安全。

第九节 抗菌药物使用强度（DDDs）管理

一、概述

为加强抗菌药物管理、规范临床诊疗行为、提高医疗质量，保障医疗安全，应将抗菌药物使用强度（DDDs）作为三级公立医院绩效考核重要指标。因此，成都市第六人民医院高度重视抗菌药物使用强度（DDDs）管理。

（一）定义

考核年度通过成人抗菌药物的平均日剂量（DDDs）分析评价抗菌药物使用强度。DDD 作为用药频度分析单位，不受治疗分类、剂型和不同人群的限制。

（二）计算方法

$$抗菌药物使用强度（DDDs）=\frac{住院患者抗菌药物消耗量（累计DDD数）}{同期收治患者人天数}\times100$$

二、信息化管理

成都市第六人民医院通过医嘱系统和合理用药系统实现信息化管理，将抗菌药物使用强度（DDDs）计算方式和各科室指标导入合理用药系统，从医嘱系统抓取所需数据，形成报表，并将结果反馈至医嘱系统供临床科室及管理部门查询。

（一）临床科室

如果患者使用了抗菌药物，医师可通过该患者的医嘱系统界面的患者信息综合栏，查询该患者的 DDDs。科主任不仅可查询使用抗菌药物患者的 DDDs，还可以查询本科室每位医师开具的 DDDs 和本科室总开具的 DDDs。

（二）管理部门

药剂科和医务部可从合理用药系统查询全院及各科室任意时段的 DDDs 情况，包括该时段同期收治患者天数，该时段抗菌药物累计 DDD 数，该时段抗菌药物使用强度、目标值、科室超标情况。若科室出现超标情况，每月 10 日、20 日、30 日，系统会自动推送信息至科主任。

三、信息化管理的优势

其一，方便信息流通，从使用抗菌药物的每位患者、到每位医师、每个科室、全院均能查询任意时段的 DDDs 情况。

其二，将目标值导入系统，管理部门可实时查看科室超标情况，并反馈给科室管理者。

其三，可查看全院及各科室 DDDs 的趋势图，为管理部门决策提供数据支持。

第十节　患者隐私保护管理

一、概述

由于医疗活动的特殊性，在医疗过程中保护患者隐私显得特别重要，医疗机构要提供隐私保护空间和隐私保护设施设备，并对相关制度、流程进行落实。医务人员在执业活动中，要关心、爱护、尊重患者，保护患者的隐私。

二、运用信息化手段加强患者隐私保护

在医疗活动中，除了患者常规的隐私保护空间、隐私保护设施设备、病情不公开等情况，部分特殊患者具有更高的隐私保护需求，如未成年人妊娠等，为此，成都市第六人民医院通过信息系统设置保密等级予以保护。

护理人员在为患者办理入科时，通过患者保密等级设置进入设置界面，分为"普通、秘密、绝密"三类。

如患者需要做保密限制的，通过下拉菜单指定责任护士、上级护士，主管医师、上级医师，指定后只能由这部分医师和护理人员查看和书写病历。当非指定护理人员、医师在系统上对隐私患者的信息进行操作时，系统会自动提示"该患者是隐私患者，请责任护士、责任医师处理"，告知操作者无权限进行处理。

医师开具检查申请单时须在系统中选择指定检查医师（指定的检查医师即报告医师），检查科室只能由指定检查医师进行检查、查看图像、写报告；非指定检查医师在系统上操作时，系统会自动弹框提示"该患者是隐私患者，请责任医师处理"，告知操作者无权限进行处理。

如涉及他科协作也需主管医师进行指定。

三、信息化管理的优势

通过保密等级设置，对需要做保密限制的患者能够分级别进行隐私保护，极大地满足不同患者的定制化需求。

第二章 信息化手段在病案管理中的应用

　　狭义的病案管理指对病案物理性质的管理，即对纸质病案资料进行回收、整理、装订、编号、归档和提供等的工作程序。广义的病案管理即病案信息管理，除了对病案的物理性质管理，还包括对病案记录内容的深加工，即从病案资料中提炼出有价值的信息，并进行科学的管理，如建立较为完善的索引系统，对病案中的资料进行分类加工、分析统计，对资料质量进行监控，向医务人员、医院管理人员及其他信息的使用人员提供高质量的卫生信息服务。病案信息管理是病案管理本质上的飞跃，它需要更高的技能、更好的工具和更复杂的加工方法。

　　目前我国已从病案管理阶段过渡到病案信息管理阶段。在病案信息管理的发展中，信息化手段发挥了举足轻重的作用，计算机的使用及各种管理系统的应用，使病案信息的加工处理日益精细化。

第一节 电子病案管理

　　目前，在以各类数字化诊疗技术为代表的现代诊疗手段、以信息网络化共享为代表的信息技术、以循证医学为代表的现代医疗模式发展的新形势下，传统以纸质病案管理医疗信息的方式已与医学科学发展的潮流和医疗信息化发展的需要不相适应，开发和应用电子化、智能化和知识化的电子病案已成为现代病案信息管理的必然趋势。

电子病案也称计算机化的病案系统，是为获取、存储、处理、安全、传输、显示患者有关医疗信息的技术，是数字化的患者全部医疗信息的有机集合。它除了包括纸质病案的所有静态信息，更重要的在于数字化带来的各种功能扩展和相关服务。[①] 电子病案系统实现了以患者为中心的医疗信息的集成和管理，包括医疗信息的采集、加工、存储、传输、安全和服务等功能。

从电子病案系统的发展过程看。大致可以根据系统的功能划分为三个阶段。

第一阶段是"数据采集"阶段。这一阶段主要是将原来手工业务中信息处理的过程引入计算机进行数据采集处理。

第二阶段是"数据共享"阶段。这一阶段各部门应用系统能够充分交换数据，实现数据共享。

第三阶段是"智能支持"阶段。这一阶段信息系统能够具有利用存储的知识库数据，为医疗业务提供及时、准确、恰当的提醒、警示等处理，通过这些信息支持活动，提高医疗安全性和服务质量。[②]

要实现"智能支持"，需要系统能够综合地汇总与共享医疗中各个环节产生的数据。早期的电子病历大多是非结构化或半结构化的，除了表格数据，所有的医疗文书都以文本的方式保存在数据库中，难以将文档信息转化为结构化数据存储，不能为临床、管理、科研、互联互通等提供帮助，更无法满足国家电子病历应用评级、互联互通标准成熟度测评的需求。因此，电子病历

① 李宝珍. 电子病案是卫生信息化管理的必然趋势（综述）［J］. 中国城乡企业卫生，2007，117（1）：10—12.

② 王羽. 电子病历系统功能规范与分级评价标准解读［M］. 北京：人民军队出版社，2012.

系统的升级、结构化改造提上了各医院信息化建设的日程，结构化电子病历应运而生。

第二节 结构化电子病历应用

一、结构化电子病历的概念

结构化电子病历指将医疗文档中的各种症状、体征、检查检验结果、诊断、治疗计划等重要内容按照医学语义进行结构化处理，然后以关系型结构方式将这些语义结构存储到数据库中。管理者需根据标准的医学术语列出每项一个元素可能出现的不同情况、值域范围等，并录入系统模板，医师书写病历时需通过预先设定的结构化模板进行结构化点选录入或手写录入符合要求的数值，以便于计算机对电子病历内容进行识别、监控和再利用。电子病历系统是医院信息化建设的核心，须支持病历、医嘱、检验报告、检查报告数据等临床资料有机关联，以确保电子病历的完整性。

二、结构化电子病历的功能

电子病历系统是为医院医护人员提供流程化、信息化、结构化、智能化的临床业务综合处理平台，它需要满足全院各级用户多层次的应用需求。电子病历系统不仅仅是面向广大医护人员的业务操作系统，用于解决患者诊疗信息的电子化记录问题；还是面向院内管理人员的操作系统，用于解决规范医疗行为、提高工作效率、改善医疗服务质量的问题；更是面向患者的操作系统，为患者提供个人诊疗信息，并实现异地共享。[①] 同时，电子病历系统也为广大医务人员的科研、教学提供准确、高效的基础数据。因此电子病历系统建设需根据医院各级用户的需求进行相应模块的配置，基本模块应该包含：住院医师电子病历、护理电子病历、病历管理、病历质控。本节重点介绍住院医师电子病历的建立与管理。

（一）主界面

电子病历系统主界面主要由患者列表、任务计划、输出提示、输入助理、总体功能清单、诊疗方案、病历模板、应用功能菜单等组成。医师登录系统后，可通过患者列表查看、编辑相应的病历。系统能够围绕临床诊疗的信息进行智能化提醒，如会诊信息、质控信息、危急值信息、诊疗计划信息等。医师也可根据日常使用习惯进行功能菜单的自定义、各种功能设置，如设置自动或手动锁屏。

（二）患者管理

临床医师可根据需求及习惯采用不同列表管理方式，直观地管理各类患者。为方便查找相应的患者，临床医师通常采用床号、病案号、姓名等方式进行排列。系统上的患者列表可根据临床医师的不同需求进行筛选，如对当天入院、三天内入院、当天出院、七天内出院、自己管床的患者等进行筛选，方便查找及管理患者。

（三）病历模板

1. 结构化病历模板建立的审核流程。

电子病历系统具备统一的模板管理及应用体系，病历模板为

---

① 黎海峰. GY肿瘤医院电子病历系统的开发［D］. 武汉：中国地质大学，2013.

三级管理体系，即全院通用模板、科室模板、医生私有模板。模板的定义及管理是通过权限来进行整体管理的。

全院通用模板由牵头的职能部门组织相关人员根据病历书写规范及要求进行统一制作，审核合格后在全院统一使用。对全院通用模板的制作、审核务必谨慎，制作所有文书模板时均要符合病历书写规范的基本要求。如《病历书写基本规范》规定入院记录应包括患者一般情况、主诉、现病史、既往史、个人史、体格检查、专科情况、辅助检查、初步诊断、医师签名十项内容。其中患者一般情况包括姓名、性别、年龄、民族、婚姻状况、出生地、职业、入院时间、记录时间、病史陈述者。在模板制作时，以上内容缺一不可。

各科室可根据各专科特点进行科室模板的制作，科室主任审核后提交给相应的职能部门审核，审核通过后在相应的科室内共享。临床医师也可以根据自己的习惯，采用不同的组合方式建立自己的私有模板，经上级医师审核后保存使用。系统通过权限控制实现模板的私有、科室共享及全院共享。模板库管理能够提供存放顺序上下移、主项模板设定及子项模板设定等操作。科室模板、医生私有模板制作必须参照公共模板的基本格式，模板的基本要素、基本格式不能随意变动，审核务必要严谨。

2. 结构化电子病历模板建立的方式。

由于结构化电子病历是以关系型结构保存到数据库中，其元数据包含各种数据类型，如表示时间的数据类型，表示长度、体积的数据类型，这样在后期的数据挖掘分析时，不仅会有医学术语，还可以细化到度量这些医学术语的指标值，这样可以根据实际需要构建数据挖掘的立方体，利于临床数据分析和挖掘使用。如描述一个"胸部疼痛3天"的句子，我们就可以按照词语的类别，把它划分为"胸部""疼痛""3""天"4个部分。其中"胸部"是描述部位的元素，"疼痛"是描述症状的元素，"3"是数值元素，"天"是时间单位元素，我们可以在相应的元素分类中找到这些元素，按顺序组成一个复合元素，然后再把该复杂元素添加到病历模板中，在使用该病历模板时选择和填写相应的项。

（四）病历清单

电子病历系统能将患者住院期间所有诊疗信息集成，通过清单形式显示。以患者身份为唯一索引，调用医院的主索引系统或医院的身份识别管理系统，将患者从住院到出院过程中所有临床信息的记录集成到电子病历系统清单中，包括住院电子病历中的入院记录、病程记录、上级医师查房记录、会诊申请单、知情同意书、医患告知书等；护理病历中的患者的评估单、护理记录单、体温单等信息；同时还包含病案首页、医嘱单、检验检查报告等信息。

（五）病历书写

病历记录可按照《病历书写基本规范》列出的基本内容项目进行编写，住院医师书写的电子病历文书均可实现结构化，结构化电子病历文书包括住院病案首页、首次病程、病程记录、出院小结、手术记录、出院记录（或死亡记录）、抢救记录、疑难病例讨论记录、会诊意见、上级医师查房记录、死亡病例讨论记录等。临床医师书写病历文书时均可通过模板库快速获取病历文书模板，通过预先设定的结构化模板进行结构化术语录入，结构化术语录入的过程中，快速关联已经定义好的术语知识库，以便医师能够快速地获取各类术语知识并引用至病历中。因所有重要信息均实现了结构化，不同文书中的重复内容可以直接引用，实现一次录入，多次引用，既减轻了医师的书写工作量，也可避免出现相同内容在不同医疗文书中不一致的问题。此外，医师在病历书写过程中可调用外部系统中的信息，如各种检查、检验信息可直接导入病历记录，还可提供趋势及差异值对比多次检查。在书写诊断内容及手术操作内容时，可在国际疾病分类（International Classification of Disease，ICD）诊断及手术操作库中选择，也可根据习惯进行诊断描述，诊断名称、手术名称均可在相应的医疗文书中反复引用。此外，医师还可对各项专科图片进行设定，病历书写时能够直接引用，提升医师的使用效率。

填写各类同意书内容（包括医保患者特殊用药及治疗同意书、手术审批单、手术同意书、治疗同意书、麻醉同意书、输血同意书、贵重药品知情同意书等）时，均可直接调用模板，并打印存档。

医师可根据需要在电子病历系统中发起院内会诊申请、多科会诊申请等，会诊消息传递到被邀请科室后，被邀请者可在客户端收到相应的会诊消息和会诊病历调阅权限。会诊申请单填写时可自动引用病历信息、检验检查结果信息。

因将各种病历及首页质控规则置入病历系统，临床医师在病历书写的过程中，可收到系统自动审核后的提醒，避免各种逻辑性、一致性、正确性的问题。系统也可对各种文书书写的时限进行提醒，避免超期。

（六）病案首页

医院的病案首页及附页必须以国家卫生健康委员会最新病案首页为基础，结合四川省卫生健康委员会及医院需求进行项目设定及更新。结构化病历的优势之一就是大量的首页信息能从病历内容中自动提取（如患者基本信息、诊断信息、手术信息等），当然不能自动提取的信息可以手动录入，也可根据实际情况在设定好的下拉菜单中进行点选。在首页填写的过程中，信息化参与程度会直接影响首页填写的效率与质量。在信息系统建设之初，需要相关职能部门对每一项首页信息的数据来源、提取方式、值域、标准值、逻辑关系等内容进行明确，并在系统中逐一维护。因首页项目较多，数据提取涉及多个业务系统之间的数据对接及交互，因此这是一项非常繁重的工作，需要门诊部、入院处、临床科室、医务部门、病案科、财务部门、信息部门等部门的高度协同和通力合作。

原国家卫生和计划生育委员会印发的《住院病案首页数据质量管理与控制指标（2016 版）》明确首页必填项 76 项，其内容包括患者基本信息、住院过程信息、诊疗信息、费用信息四大类。基本信息主要包括患者姓名、性别、年龄、职业、身份信息、地址、联系方式等内容，主要由门诊挂号处、入院处进行采集，临床科室进行补充。住院过程信息主要包括患者入出院时间、科室、住院天数、转科、入院途径、三级医师及责任护士等信息，主要来源于医院信息系统（Hospital Information System, HIS）。诊疗信息是病案首页的核心内容，主要包括患者诊断、手术操作及编码、病理诊断、损伤中毒原因、入院病情、输血、抗菌药物使用情况等信息，主要来源于电子病历系统及临床医师手工填写。费用信息主要包括患者住院总费用及各项分费用，主要来源于收费系统。

（七）消息管理

1. 质控消息应用。

针对任何质量问题，电子病历系统能够以消息提醒的方式告知医师，医师只要登录电子病历系统，即可对其所有的病历缺陷进行提醒并获取信息。

2. 病历自查。

医师在书写病历的过程中，可通过自查功能对病历缺陷进行管理。

3. 病历保存质控提醒。

针对病历中的一些重要缺陷，医师在保存病历时会由电子病历系统弹窗进行质控提醒，可根据管理部门要求设置强制性质控及建议提醒。建议提醒即为提醒后仍然可以保存；强制性质控即为提醒后若未修改就不能保存病历。

4. 质控缺陷的智能定位。

针对医师收到的质控消息，可直接点击质控消息并定位到缺陷位置，同时可查看管理部门针对缺陷内容的截图信息。

（八）权限应用

病历的权限应根据医院的管理流程进行科学设置。为方便临床工作，同一个病区或科室之间，医护可相互浏览病历，但不能修改及续写各自的病历；平级医师之间可以相互续写病历，但不能修改各自之前写的病历；上级医师可以修改下级医师的病历。同一份病历被多人打开时，默认第一打开者为病历书写权限获取人，同时对其他打开者进行信息提示。当患者需要会诊或紧急处理时，可申请病历浏览及使用权限；当患者转科时，病区权限将自动变更；如遇到其他特殊情况时，可通过授权等方式开通临时权限。

患者出院后，病历信息在出院患者清单中显示，病历提交归档或出院超过 7 天后，病历会自动锁定，且不再在清单中显示。如需浏览病历，可通过出院病历查询本科室的病历。如需查看他科室病历只能通过在线病历借阅申请，审核完成后方可查阅。如需修改病历内容，需申请召回，经科主任、职能部门审核后进行解锁。

三、结构化电子病历优点

结构化电子病历的主要特点在于对电子病历中数据的层次结构关系进行规范，就是尽可能地对电子病历中的数据进行分解，以达到最小结构，并以此为一个单元，在层级结构中都有相应的定位，从而能够进行结构化的存储和录入，并实现信息的快速查询与共享。①

（一）有利于实现医院信息系统的高度集成化

结构化电子病历可以与医院现有的信息系统如 HIS、实验室（检验科）信息系统（Laboratory Information System，LIS）、影像存储与传输系统（Picture Archiving and Communication System，PACS）等形成高度的集成。模板＋结构化＋临床常用工具方式和丰富知识库使得医师书写电子病历的效率得到大幅度的提高，减少不合理书写现象。

（二）有利于医疗数据挖掘

因结构化电子病历实现了数据以最小单元进行结构存储，在数据统计和挖掘时非常方便，可以通过病历检索界面，制订检索式，编辑检索条件，精准锁定所需的相应病历。对于常用的一些数据，可以通过固化检索条件，生成报表，实现一键检索，极大地方便临床数据统计。

（三）有利于病历的质量监控

普通电子病历因采用文档编辑格式，其内容无法获取，无法进行质控，电子病历的结构化使其病历内容都对应相应的字段，使病历内容的获取及质控成为可能。②

第三节　病案归档管理

病案的及时归档是病案管理的基础，也是病案管理的重点和

① 于瑞萍. 结构化电子病历促进医疗大数据开发 ［J］. 中国信息化，2018，290（6）：83－84.

② 沈世君. 喀什一院结构化电子病历系统设计与实现 ［D］. 大连：大连理工大学，2015.

难点。病案的及时归档既体现医院病案管理的水平，又会影响病案后续的编码、质控、保存及利用。病案及时、完整地归档不仅可以降低医疗纠纷风险，保证医保结算和国家绩效考核数据上传的时效性，而且可以使工作人员有充足的时间用于编码、质控工作，提高整份病案特别是病案首页的质量，从而保障国家绩效考核、疾病诊断相关分组（Diagnosis Related Groups，DRGs）和直接结算支付（Directly Interconnected Payment，DIP）数据及分组的准确性。[①]《三级医院评审标准（2021版）》对病案的3日、5日归档率提出了明确的要求。其中，四川省评审细则明确要求，3日归档率要大于90%，5日归档率达到100%。因此提升病案及时归档率是病案管理的重要任务之一。

一、传统病案归档不及时的原因

病历从患者出院到归档涉及管床医师整理完善、上级医师、质控医师、科主任审核、质控护士整理、病案交接、回收归档多个环节，任何一个环节的不及时均会导致病案归档延迟。针对病案延迟归档，图2-1的鱼骨图从人员、设施、制度、环境等方面进行了头脑风暴。

---

① 于磊，熊小兰，钟慧翔，等. PDCA循环在提高病案归档率中的应用［J］. 中国病案，2021，22（11）：4-6，24.

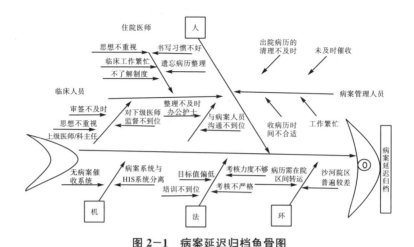

图 2-1　病案延迟归档鱼骨图

通过分析发现在病案归档方面存在以下问题。

（一）医务人员方面

各级医护人员对病历及时归档的认识不足、思想不重视。主要体现为住院医师书写习惯不好，未按时完成部分文书书写，加之临床工作繁忙，经常会出现遗忘完善和办理病历的情况，导致上级医师审签，护理人员整理、上交延迟；医师和护士沟通不到位，导致病历被搁置。

（二）病案管理人员方面

病历签收、归档日期的录入均要通过手工方式完成，统计病历归档情况费时耗力，加之日常工作繁忙，很难做到病历的及时催收和提醒。因此，通常仅在每个月初才对上个月出院病历的归档情况进行统计，对未归档病历进行催交。此外，病历回收时间不合适也是导致病历归档不及时的原因之一。

（三）管理机制方面

管理者对病历及时归档重视程度不足，目标值设置不合理，对不及时归档的考核力度不够、考核不严格，未利用绩效杠杆作用对医务人员行为产生影响。

（四）其他方面

信息化支撑力度不足。病历归档的各环节主要通过手工完成，工作效率及数据统计准确性偏低。此外，由于医院的多院区管理，病历在院区间的转运也是归档不及时的原因之一。

二、信息系统助力病案归档管理

运用电子病历系统开发病历回收、催收、归档统计等模块，实现病历签收、归档情况查询、催交、统计的信息化管理，大大提升了病历归档的效率和及时性。

（一）病历签收

在使用信息系统之前，病案管理人员与临床科室进行病历交接时需在住院登记本中逐一找到每份病历进行签字确认，然后登录病案管理系统逐一录入归档时间，这种方式很容易出现遗漏和录入错误。进行信息化管理后，通过与病案号、住院次数、入出院时间等重要信息关联，每份出院病历会生成一个条形码。病案管理人员签收病历时，登录病历回收界面，通过扫描病历条形码，系统可以自动录入病历回收时间，可大大提升归档签收的效率，避免手工签收和录入产生的错误。

（二）病历催收

使用信息系统前，病案管理人员要想清理、催收未归档病历，需要通过检索功能锁定归档时间空白的病历，并将相关信息导出，通过统计时间与出院时间计算出院天数，对照日历排除节假日，再通过电话、微信等方式对仍超期的病历进行催收。这种方式非常耗时耗力。

进行信息化管理后，仅需登录病历催收界面，查询任意时段出院病历的归档情况及每份病历的患者已出院天数，通过后台对节假日进行剔除，出院天数可以自动按工作日进行统计。对于出院天数不小于 3 天的患者病历，病案管理人员可以进行一键催收，催收信息会分别到达医师端进行弹窗提醒；对于第 5 天仍未归档的病历可以再次进行催收，并同时将信息发送到科主任，督促临床医师及时归档病历。

（三）归档率统计

未使用信息系统前，统计归档情况需将相应时间段所有病历的病案号、出院科室、出院时间、归档时间、医师等信息导出，运用 Excel 表格计算出每份病历归档的自然日，逐一对照日历去除节假日，从而算出每份病历归档的工作日数。再分别统计各科室、各时间段的归档病历数，计算出 2 日、3 日、5 日归档率。这种统计方式工作量较大，也容易出现统计不准确的情况。

实现信息化管理后，只需在系统中点击病历归档统计按钮，选择相应的统计时段，系统就会自动通过各科室的出院病历数，2 日、3 日、5 日归档病历数量分别计算出 2 日、3 日、5 日归档率，也可以对全院的归档情况进行汇总，可极大地提升统计效率和准确性。

通过信息化管理后，病案管理人员每日可以快速查询即将超期和已超期的病历，进行一键催收，做到日清日催。医务人员登录电子病历系统就会看到催收信息，避免遗忘整理的情况发生。医院病历的及时归档率得到大幅提升。

第四节　病历借阅管理

一、传统纸质病历的借阅流程

传统病历主要以纸质病历为主，临床医师做科研、了解患者既往病情及诊疗情况，质控人员质控病历、迎接各种医疗质量检查均需进行纸质病历的借阅。按照医院病历借阅的规定，仅本院医务人员可以借阅病历。医务人员需往返病案统计科进行病历借阅；病案管理人员需要根据医务人员提供的病历信息，查询病历存储的库房及病历柜，找到相应的病历，让医务人员登记后方可将病历带离病案室；医务人员使用完后需再次往返病案统计科进行病历归还；病案管理人员将病历逐一归回原位。除此之外，病案管理人员还需定期清理病历借阅登记本中未归还的病历，逐一通知借阅人进行催收，工作量较大。如任何一方对病案管理不善，还会出现病历丢失、损坏等问题。

二、信息系统实现病历借阅线上交互

目前医院的电子病历系统已相对成熟，电子病历系统可以将同一患者的病历记录、护理记录、手术记录、麻醉记录、医嘱记录、检查记录、检验记录进行整合。按照医院的管理，电子病历实行分级访问权限管理。

（一）在院病历查看

医师可以查看本科室所有在线病历，点击患者 360 模式可以看到此患者所有的历史病历，包括历次门诊、住院及纸质翻拍病历，迅速了解患者的既往诊疗情况。

（二）出院病历查看

医师还可以通过电子病历的检索功能查看本科室出院的所有患者病历，且可以根据需求制订检索策略，精确检索到所需病历。

（三）他科病历借阅

医务人员需查阅他科病历时，可通过电子病历系统的病历借阅功能实现。在电子病历系统点击病历借阅申请，通过检索等功能找到需借阅的病历，勾选后点击申请，填写借阅原因及借阅时间后提交申请。病案管理人员接到申请后，按照医院的病历借阅规定进行审核，对符合要求者通过申请，借阅的医师就可查阅借阅的病历。医务人员查阅完病历后点击归还，系统进行权限锁定。如3天后仍未归还，系统将自动收回。如医务人员还需继续阅读病历，可以在借阅记录中双击此份病历进行续借。

通过电子病历系统实现历史病历的借阅后，可极大地方便临床医务人员，节约其因借阅病历往返病案统计科的时间；也可极大地节约病案管理的人力，减去其反复查找、归位、清理、催收病历等工作。

第五节　病案存储管理

根据信息化手段应用水平的不同层次，目前病案存储方式主要分为三类，即传统纸质病案存储、纸质病案数字化存储、无纸化病案存储。病案的存储方式不同，病案管理的流程对病案库房的设施、设备、面积及人员配备等要求均会有较大的差异。

一、传统纸质病案存储

(一) 管理流程

纯纸质病案存储是最传统的病案存储方式。一般情况下，临床科室打印、整理病历后，需找专人进行病历收集、整理、装订、手工编号、归档上架。病历的借阅、复印全部需线下手工完成，病案管理人员需反复抽取、归位之前借阅、复印的病历。

(二) 库房及设施设备

纯纸质病案的管理对病案库房、病案柜的要求较高，因所有工作需要人工进行，且新病案使用频率较高，病案必须方便提取，所以最好使用普通病案柜或病案架，不太适合使用病案密集柜（见图2-2）。普通病案柜或病案架对库房面积要求较高，为方便上架、提取，需保证足够的行间距。此外，为保证纸质病案长期保存，病案库房要保持适宜的温度、湿度，做到防潮、防虫、防尘，最大限度保护纸质病案。

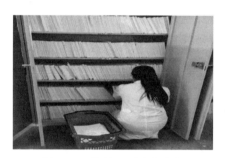

图2-2 传统纸质病案存储

（三）人员配置

因所有工作均需人工完成，对人员的要求较高。因此，进行病历收集、整理、装订、编号、上架、病历复印等工作至少需要两个病案管理专职人员，根据出院患者数量还可酌情增加。

（四）优缺点

1. 优点。因技术要求低，对人员学历要求不高。短期内投入相对较少。

2. 缺点。病案管理专职人员至少需要两人，特别需要吃苦耐劳、认真细心、服务态度好的人员。对库房面积要求较高，随着病历数量的增加，病案库房面积、病案柜等的需求持续增加，保管难度逐渐增大。因主要依靠人工完成，且病历需反复提取，容易出错，甚至丢失。长期下来可能会出现因纸张变性、墨迹挥发等而使病历毁损的情况。

二、纸质病案数字化存储

（一）管理流程

纸质病历回收、编码后交给第三方公司进行数字化翻拍，并由第三方公司进行打包存放。病历借阅、复印均可通过线上处理，除特殊医疗纠纷外，不再需要提取纸质病历。

（二）库房及设施设备

因翻拍病案打包存放的需要，第三方公司提供病案箱（见图2－3），对库房要求相对较低，不需要病案柜，仅需在病案库房铺设防潮设施，满足防潮功能即可。

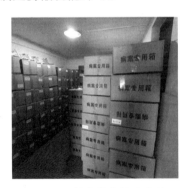

图2－3　数字化存储病案箱

（三）人员要求

因需人工完成的工作大幅减少，病案管理专职人员只需一人即可，发生特殊情况时科室内部可以临时调配。

（四）优缺点

1. 优点。病案管理、借阅、复印相对便捷，节约了人力，专职人员仅需一人。对库房要求较低，仅需铺设防潮设施，非特殊情况不再提取纸质病历，大大节约了存储空间。病历复印可与病案库房分离，方便患者及医务人员。病案去向可追踪，不易放错或丢失，电子翻拍后可长期保存，纸质版和电子版病历双存储，最大限度地保证了病历安全性和可获得性。

2. 缺点。这种存储方式仍需打印病历、保存纸质病历，仍需一定的库房进行存储。对纸质病历数字化处理会产生一定的费用，按照每年出院 4000 人次计算，大约需要 25 万元。

三、无纸化病案存储

（一）管理流程

出院患者住院病历文书、检查检验等资料集成后实行电子化归档，实现无纸化管理。前期只需收集、保存沟通记录等患者签字的少量医疗文书，如患者端医疗文书签署也实现线上流程，可实现完全的无纸化存储。因采用了可靠的电子签名，医师书写的医疗文书、检查检验单均不需再打印纸质版。病历借阅、复印均为线上申请、审批。

（二）库房及设施设备

对库房及病案柜要求很低，每年需要约一个病案柜保存患者签字的医疗文书，患者端签字线上传输后，完全不再需要病案库房。

（三）优缺点

1. 优点。绝大多数病历资料实现无纸化归档，大大节约了病历打印设施、耗材、纸张及病案管理的成本。对病案存储空间的需求极少。

需人工完成的工作量大大减少，人力需求较低，可以不安排专职人员，病案资料保存可由科室人员统一调配，病历复印工作可与其他窗口服务统一协调。病案管理高度信息化，便于病历的利用、信息加工及长期保存。

2. 缺点。对信息系统的稳定性及安全性要求较高。无纸化对信息化要求高，需对各业务系统资料进行高度集成、整合。集成系统的上线要产生额外的费用。

第六节　病历复印管理

按照病历管理规定，医疗机构应指定专人为患者及第三方提供病历查阅及复印服务。出院患者中大约有 20% 会因保险报销、特殊门诊办理、进一步诊疗、医疗鉴定等来院复印病历。

一、病历复印流程

（一）传统纸质病历复印流程

临床医务人员完善、整理好病历后收到病案室，病案管理工作人员给病案整理、编码后按照顺序上架后即可为患者提供复印服务。复印前申请人要填写复印申请表。申请表上要填写基本信息及复印内容、用途、与患者的关系等，并提供相关证明材料，工作人员审核后符合条件者才能予以复印。工作人员根据申请人提供的信息，查询病历所在的病案柜，逐一查找病历，并提供纸质复印。因复印量较大，对复印机、纸张的要求较高，否则会频繁出现故障或卡纸的情况，影响工作效率。复印装订后加盖复印章。

为方便日后查询、统计，工作人员需对复印信息进行手工登记或电子表格登记，清理已复印的资料，记录所印内容及页数，并收集、保存申请人的申请资料。

因流程烦琐，手工工作效率偏低，而且反复抽取病历资料，难免出现病历放错位置的情况，以致经常会出现排长队复印病历的情况。为方便查找病历，病历复印室一般会安排在病案库房附近，这些地方比较偏，不方便患者，可能引起患者的不满。

（二）数字化翻拍病历复印流程

工作人员收集、整理病历后移交给第三方公司进行翻拍处理。翻拍需 1～2 天时间，翻拍后的电子版可以在医院内任何有内网的地方查看。

工作人员审核申请资料后，登录系统，查询到相应的病历资料后，根据需要勾选申请人所需资料，点击一键打印，即可完成。申请人身份证件及申请资料进行高清翻拍后被传输到系统中，方便日后查询及存储。系统可自动统计所有已打印病历的明细，包括每一项内容的页数、申请人信息等。因手工工作大大减少，工作效率提升，患者等候时间明显缩短，基本能满足随来随印，患者满意度大幅提升

（三）无纸化病历的复印流程

无纸化病历减少了医务人员打印、整理病历的过程，书写、审核完毕后一键提交即可完成电子化归档。病案管理人员也无需再收集、整理病历，所有工作实现线上流转，工作效率进一步提升。无纸化病历为患者提供病历复印服务的流程与打印数字化翻拍病历流程基本一致。

二、病历复印预约

为方便外地患者，医院提供了病历寄递服务。纯纸质存储期间，想要医院提供邮寄服务，患者需在出院前到病案室进行预约和预交费。因病历未归档，工作人员无法精确了解复印病历的页数，只能进行预估，会出现多估或少估的情况。

医院实行数字化翻拍或无纸化病历管理后，系统对所有病历资料进行了归类、汇总，患者复印病历可以进行网上预约。患者通过医院服务号或者自助机，输入需要复印的病历的信息，如患

者姓名、病案号、住院科室、出院时间等信息，按照要求上传身份证明，系统自动对上传的身份证件与病历中患者信息进行匹配审核，审核通过后即可进行预约。选择需要复印的病历内容，提交后系统会自动统计病历资料的页数，精确计算所需费用，线上缴费后成功后，填写收件人信息（姓名、地址及电话号码），完成预约。

工作人员接收到预约信息后，关注病历归档情况，待病历归档后及时复印、邮寄。

三、病历自助打印

对于不方便在工作时间来医院复印病历又不愿意支付邮寄费用的患者，医院还提供了自助打印服务。自助机可以提供 24 小时服务，患者可随时到院打印病历，也可以减轻工作人员的工作负担。

患者在自助机上选择自助打印后，按照提示将身份证放在身份证识读区，身份识别成功后，自助机会显示患者的姓名、身份证信息及根据患者身份证信息查询出来的治疗内容，患者可以根据病案列表选择要打印的内容，也可输入住院号来查询想要打印的病历。选定相应的病历后，进入选择打印内容界面，患者可以选择院方预定义的套餐，也可以自主选择打印内容。选择后点击"打印"按钮，进入选择支付方式页面，系统通过自动计算打印页数，页面显示所打印的张数和需付款的金额，同时可以选择要打印的份数，扫码支付后即可打印。

第七节　病历质量管理

病历是医疗记录的载体，病历质量反映了医疗质量和医院管理质量，病历质量管理是医疗质量管理的基础。《医疗质量管理办法》明确提出医疗机构应当加强病历质量管理，建立并实施病历质量管理制度，保障病历书写客观、真实、准确、及时、完整、规范。

一、病历质量管理的概述

质量管理通常包括制定质量方针、目标以及质量策划、质量控制和质量改进等活动。广义的病历质量管理包括病历管理质量和病历书写质量管理。狭义的病历质量管理指按照医院病历质量管理体系，对照事先制订好的病历书写标准检查病历是否合乎要求，进而督促临床医师持续改进，提升病历质量。

二、病历质量控制的方法

医院应建立三级病历质量监控体系。一级监控主要是由科主任、医疗组长、科室质控员等组成的科室病历质量管理。二级监控由医务部、门诊部组成，主要进行环节质量控制。三级监控是由病案室、质量管理部门及质控专家组成的终末质量控制。病历质量管理应该以环节质量控制为主，终末质量控制为辅的方式，重点在于病历书写过程中，病区上级医师对住院医师的指导和监督。[①] 医务部定期加强对运行病历的监管工作，重点检查各项内容书写是否及时、规范，抓好环节质量控制，发现问题及时反馈给科室或个人整改。病案科、质控办应按照既定的比例对部分或全部归档病案进行质量分析评分。

传统病历质量控制主要依靠人工进行，因质控人员数量有限，不论是环节质控还是终末质控都只能按比例进行抽查，很难

---

① 郑金龙，宫辉. 病案书写质量的主要缺陷与对策［J］. 中国病案，2009，10（9）：17—18.

做到全覆盖。环节质控主要通过例行检查或突击检查到科室进行病历抽查；质控人员进行终末质控需到病案室提取病历或通过病历借阅进行检查，非常不方便，也给病案管理人员增加了很多工作。

质控人员对照病历质控标准进行检查，需通过纸质表格或电子表格逐一记录所查病历的基本信息及存在的问题，并按照质控标准进行评分，定期对质控结果进行汇总，通过现场或书面反馈单的形式进行反馈，督促其进行整改。管理者想要了解各科室的病历质量情况，或者某时间段内病历存在的主要问题，需反复对照质控原始表格按照科室或问题进行人工整理、清点，过程非常烦琐，费时费力，还容易出错。

三、信息化在病历质控中的应用

随着电子病历的广泛应用及不断升级，电子病历质控系统应运而生。电子病历质控系统是医疗质量管理与控制系统的核心功能之一。通过电子病历质控系统建设可以实现对病历中患者治疗前后病情数据以及诊疗情况的一致性、合理性、关联性、完整性等数据维度的自动化校验，还可实现在病历书写过程中对医师端的实时提醒，并可对环节质控及终末质控进行提醒与监控，自动生成各种质量报表，改善病历质量的同时，可大大提高质控部门的工作效率。

（一）质控点的设置

质控点设置是电子病历质控系统建设的基础，需要管理者认真梳理病历书写所有的质量要求，将每一个病历书写质量要求转化成计算机语言嵌入病历系统。在这个过程中，需要尽可能将医疗质量要求通过计算机语言进行准确的表达，反复通过数据的比对验证质控点设置是否正确。

质控点主要包括完整性、时效性、一致性及正确性四大类指标。①完整性指标主要用于检查病历中书写项目是否缺失、书写内容是否完整，如手术患者术后是否有连续 3 天的病程记录，输血病历中是否有输血前评估、输血记录及输血后评价等。②时效性指标主要用于检查各医疗文书是否按时限要求及时完成，如首次病程是否在入院后 8 小时内完成、手术记录是否在术后 24 小时内完成等。③一致性指标主要用于检查相同内容在病历的不同位置是否一致，如入院时生命体征数据在护理记录、入院记录及首次病程记录中是否一致；药物过敏史在病程记录、护理记录及首页中是否一致等。正确性指标主要用于检查病历内容是否规范、准确，更多体现的是内涵质量，如诊断是否正确、规范，诊断依据是否充分，病情评估是否到位等。质控点设置的完整性和正确性决定了质控的效率及质控数据的准确性。

（二）病历自动校验

质控点启用后，电子病历质控系统即会对病历的完整性、时效性、一致性、正确性等内容进行自动校验、实时提醒。如在医师书写入院记录时，系统会自动监测患者入院时生命体征数据是否与护理记录一致，如不一致，系统提醒医师核对数据，自动实现病历的环节质控。

（三）病历内涵质控

系统自动质控主要针对的是时限性、完整性、逻辑性等形式的质控，病历内涵质控主要依靠上级医师、科室质控员及科主任等进行人工质控。上级医师可以直接登录电子病历系统进行病历修改，修改的痕迹会自动保存；也可以登录质控界面进行病历质控，书写质控意见返给下级医师，由下级医师进行修改。此外，医院也可以结合各病种的临床路径及知识库制作专科、专病质控点。通过诊断名称与医嘱、报告单等内容比对，判断诊疗措施是否得当、到位，如诊断"支气管扩张"是否有胸部影像学检查、检查结果是否支持此诊断、是否与相关的诊断进行鉴别。当然，专病质控点的设置需要临床医师的大力配合，建设难度相对较大。

（四）质控流程

质控流程的设置应根据医院的管理流程进行，通过权限管理实现各层级的质控。环节质控可以在任意时段进行，有权限的人员可随时进行质控，便于及时整改、完善。终末质控应遵循院科两级的层级，临床医师完成病历检查无误后提交，提交后的病历会被自动锁定，由上级医师、科室质控员或科主任进行科级质控，发现问题退回修改，修改后需再次提交；科室质控完成后点击提交，方可传输给职能部门进行院级质控。

（五）质控数据统计

质控问题可以全部记录在电子病历质控系统中，并根据病历评分规则进行扣分，自动计算得分情况。管理者可根据不同需求进行多种形式的数据统计及报表开发。通过统计各科室的甲级率了解各科室的病历质量，也可以细化到各位医师，从而对病历书写质量较差的医师进行重点督导。管理者也可对质控问题类型进行统计，通过质量管理工具的应用分析病历书写中存在的主要问题及共性问题，制订整改措施，实现持续改进。系统也可查询、统计任意时段内某类问题的发生频次，为科研及管理决策提供依据。

第八节　病案首页质量管理

住院病案首页数据是当前医院进行评审评价、开展绩效考核、医保按病种付费和疾病诊断相关分组（DRG）付费的核心医疗数据，其数据质量直接影响指标的客观与真实性[①]，体现医院的医疗质量及管理水平。因此卫生行政部门对住院病案首页质量提出了较高的要求，但首页项目较多、数据来源广泛、质控难度较大，运用信息化手段进行首页数据的提取及质控，提升首页质量，是当前各医院的一项重要任务。

一、传统首页质控方式

传统的质控方式主要通过人工进行质控。但是住院病案首页项目较多，涉及多个部门及科室，诊疗信息及编码的专业性较强，质控起来费时费力，且效果不理想。各医院针对重点项目，结合医院实际制订了首页质控及评分标准，并制订各种查验表，组织质控人员对首页进行质控并记录，通过电子表格进行汇总、统计及问题分析，发现的问题需到科室或通过微信进行反馈、沟通。这种方式程序复杂、过程烦琐、质控效率偏低、沟通效果欠佳。

二、质控系统在首页质量管理中的应用

目前，信息技术在医疗领域发展迅猛，医院信息化建设日趋完善，借助信息化手段进行首页质量管理可极大提高首页质控的效率与质量。通过首页质控系统建设，首页实现数据自动校验及实时提醒，避免完整性、一致性、逻辑性等低级问题的出现；通过人工添加问题，首页实现内涵质控及记录；通过统一平台进行信息交互，各种管理报表自动生成，一键查询，提升管理的水平和效率。

---

① 祝日杰. 电子病历在线质控系统对于提高病案首页数据质量的作用探讨[J]. 基层医学论坛，2020，24（11）：1489-1491.

（一）首页质控规则的设立

首页质控规则的设立是运用信息化手段进行首页质控的核心和灵魂。管理者需对每个首页项目进行梳理，明确其意义、取值范围、标准值、数据来源、抓取方式及与其他数据间的逻辑关系，并将这些内容通过信息化手段嵌入信息系统，实现数据的实时校验、限定。首页质控点的设置应适度，过分粗糙不能达到全面质控的效果，过分细致系统会反复出现弹窗，可能会增加临床科室的工作量，以致影响临床工作。首页质控规则大致分为以下几类：

1. 完整性规则。必填项不能为空，所以对于 76 个必填项均应设置完整性校验规则。对于一些条件必填项，也应设置完整性校验，如离院方式为"医嘱转院"，则接收医疗机构必须填写；手术中切口愈合等级为Ⅰ类时，Ⅰ类手术切口预防性应用抗菌药物必填；手术费大于 0 时，手术操作必须填写。其余项目也可根据医院需求进行设置。

2. 正确性规则。首页数据是高度结构化的数据，很多数据有规范的标准值，只能通过下拉菜单进行相应代码选择，不能出现其他值或"－"，这类指标应设置正确性规则。如"入院病情"只能根据实际情况选择 1－4 的代码（1：有；2：临床未确定；3：情况不明；4：无），不能自由录入其他内容（同类项目很多，如性别、职业、婚姻状况、付费方式、血型、出院情况、入院途径、离院方式等）。对于身份证、电话号码等项目，应根据常规设定相应的规则，如身份证号码必须是 18 位、电话号码是 11 位，如位数错误，系统会自动验证、提示。

3. 逻辑性规则。这类规则主要根据不同项目间的关联性进行设置，实现项目间的互相校验。如身份证号码与年龄、性别的相互验证，身份证号码的第 7～14 位数字应与出生日期年月日对应数据一致，且与年龄相匹配。身份证号码第 17 位与患者的性别匹配，男性为奇数，女性为偶数。再如出院日期不能早于入院日期，且出院日期与入院日期相减结果与住院天数一致；患者离院方式为死亡，各诊断的出院情况均为死亡；非死亡患者，不能填写尸检相关项目；各分项费用的和应等于总费用；男性患者的诊断编码不能出现 A34 产科破伤风、B37.3 外阴和阴道念珠菌病、C51-C58 女性生殖器官恶性肿瘤以及其他女性疾病的编码，同理女性患者不能出现男性生殖器等疾病相关诊断及编码。

4. 一致性规则。设置首页时，首页项目与病历其他文书中相关内容要一致，如首页中患者姓名、年龄、婚姻状况、入院时间需与入院记录一致，首页中离院方式应与医嘱一致，首页中出院时间应与出院证明书、出院记录一致，首页中药物过敏史应与护理记录、病程记录一致。

（二）首页质控的体系

医院的首页质控体系应分为三级：第一级是临床医师运用事先设定的质控规则进行自查、自检，第二级是上级医师、科室主任、科室质控员进行的科室质控，第三级是病案室、质控办进行的院级质控。三级质控体系的运行提升了首页质量。

（三）首页质控的流程

质控流程可根据医院的实际情况进行设置，二、三级质控可以是递进方式，也可以是并行方式。在实际运行过程中，并行方式更能提升效率，共同监控首页质量，督促临床医师进行整改。临床医师完成首页全部内容填写后，点击"保存"时，系统会运用质控规则对各项目进行自动审核校验，发现的问题在页面右上角列出，临床医师须根据提示进行数据核实及修改，如有未修改或不符合要求的内容，系统将禁止其保存或提交。待系统审核通过后，临床医师应点击"提交"，首页信息自动传输到已授权的上级医师、科主任、科室质控人员及病案室编码员和院级质控人员。二、三级质控人员点击"质控",发现问题可选择事先设定的问题,也可自由录入问题,点击"完成质控";需临床医师进行修改的,点击"退回返修"。临床医师登录电子病历系统后,问题清单会自动弹出,临床医师可根据实际情况进行修改,如对上级质控意见有异议,可不予修改,并通过对话框阐述理由,再次提交,实现在同一平台的交互、沟通,从而实现质控的闭环管理。

（四）首页质控数据提取及报表管理

因各级质控均使用同一系统,质控问题的记录及交互均通过质控系统实现,因此质控数据的统计与提取非常方便,报表可一键生成,不再需要人工统计及计算,管理效率大幅提升。

质控系统可从质控层级方面生成 AI 智能质控报表、科级质控报表及院级质控报表;也可根据问题项目进行统计,计算出现的问题中各项目的占比。对于发现问题较多的项目,运用质量管理工具对其原因进行分析,制订相应的整改措施,实现持续改进;还可对出现问题的科室及医师频次进行统计,协助管理者加强对重点科室、重点人员的督导,进一步指导其正确填写首页;系统更可根据管理需求,统计重点项目存在的问题,如针对主要诊断、主要手术操作及编码存在的问题进行重点分析,生成反馈单或质量通报反馈给科室或医师,也可提交领导审阅。此外,系统会根据《病案管理质量控制指标（2021 年版）》的要求,实现相关指标的自动统计,如首页 24 小时完成率、主要诊断填写正确率、主要诊断编码正确率、主要手术操作填写正确率、主要手术操作编码正确率等。

第三章 信息化手段在护理管理中的应用

第一节 结构化护理电子病历

医院信息化建设的核心是基于电子病历的医院信息系统建设，其中护理病历板块则是医院电子病历的重要组成部分。护理病历通常指护理人员在医疗、护理活动过程中形成的文字、符号、图表、标识等资料的总称，是临床护理人员对患者开展护理工作过程的真实记录，这些资料都是研究、分析、总结护理工作的必要依据。因此，无论是临床护理、护理研究、护理教学还是护理管理均有其重要价值。[①]

随着信息技术与互联网迭代升级，护理病历书写正在经历从纸质书写全面向电子文书的转变，目前，主要有非结构化护理电子病历和结构化护理电子病历两种。当然，护理电子病历的前提是标准化、统一化、表格化。早在 2010 年原卫生部就发布的《卫生部关于加强医院临床护理工作的通知》（卫医政发〔2010〕7 号）和《卫生部关于印发〈病历书写基本规范〉的通知》（卫医政发〔2010〕11 号）（以下简称两个《通知》），要求在医疗机

---

① 仲晓伟，陈蔚，周奕. 结构化护理病历的设计与应用 [J]. 中国数字医学，2015，10（3）：58—60.

构中推行表格式护理文书，这为护理病历电子化奠定了坚实的基础。多年以来，为了提升护理工作效率，缩短护士书写记录时间，提升护理记录的正确性，越来越多的医院开始尝试将护理病历电子化。现有的表格式护理病历系统绝大多数是将护理文书填入护理的表单中，实质上只是护理表格的电子化。① 这种电子化虽然已经在传统书写基础上取得了较大进步，但仍存在许多不足，主要体现在单纯将手写记录变成电子记录，而这只是记录方式发生了变化，虽有利于数据的统计，但不能实现护理文书的结构化检索，也不利于实现护理管理、研究、教学。

为此，一种更科学的护理病历系统随之出现，这就是结构化的护理电子病历。结构化护理电子病历指从医学信息学的角度以自然语言方式录入医疗文书，并按照医学术语的要求进行结构化分析，并将这些语义结构最终以关系型（面向对象）结构的方式保存到数据库中。② 这显然有别于以往的图表电子化，这种结构化好比给原先只会记录和存储的计算机赋予了逻辑思考和快速检索功能，这种功能将所有病历文本内容格式化成若干元素的组合。这将护士从繁重的录入工作中解放出来，可最大限度减少护士的键盘输入，护士只需要应用鼠标即可完成大部分病历的书写，减少在写病历上花费的时间；同时通过专业化的模板设计，提高病历书写质量。通过结构化护理电子病历，许多复杂多变的信息将转变为可度量的真实、客观、准确的数据，能建立数字化护理管理模型，为科学决策提供依据。

在没有护理电子病历之前，护理记录等都是纸质书写，护理

---

① 仲晓伟，陈蔚，周奕. 结构化护理病历的设计与应用［J］. 中国数字医学，2015，10（3）：58-60.

② 萧适. 大型中医院结构化电子病历管理系统设计与应用［J］. 中国卫生产业，2018，15（15）：149-150，153.

人员容易书写错误，这样就浪费了大量的纸张。与此同时，医疗质控一般都为终末质控，实现结构化电子病历及电子签名以后，临床科室也实现了无纸化，可节省纸张、降低成本、提高资源利用效率。另外，护理部可以随时查阅护理时填写的各种表格及记录，做到环节质控，随时发现问题，及时有效地反馈给相关工作人员、管理者等。

结构化护理电子病历的出现不仅方便临床护士填写护理记录，大大缩短护理记录书写的时间，同时可提升护理文书的书写质量，规范书写格式，加强资料管理，提升质量控制，为今后医学统计分析和科研数据提供奠定基础。

一、结构化护理电子病历的功能模块

目前成都市第六人民医院使用的结构化护理电子病历共包括以下三个主体板块。

第一板块为患者列表。进入该界面，可查看在科所有患者的基础信息，也可查看转出病区患者、出院登记患者、月内出院患者，上述内容均为系统自动生成内容。

第二板块为护理病历。这一板块包括护理病历（护理计划单、体温单、护理文书、单项监测、护理评估表、护理知情同意书）、住院病案首页、入院记录、病程记录、医患沟通记录、知情告知审批、医护各种评估表单、一般治疗处置记录、会诊单、出院记录、住院医嘱、检查记录、检验记录。此板块为患者入院后的文书内容的详细记录板块，点击可查看患者住院期间的整个医师和护士的文书记录及检查内容。

第三板块为患者模式。这一板块可以点击360模式和时间轴模式。360模式包括病历文书、护理文书、检查。点击"病历文书"，可以查看医师写的患者的入院记录、首次病程、日常病程记录、主治医师查房记录、医患沟通记录等。点击"护理文书"，可以查看目前已记录的患者的护理文书、体温单、出入量护理记录单、入院患者护理评估表。点击"检查"，可查看患者的检查报告，包括彩超、胃镜、CT 等。时间轴是根据患者住院的时间查看患者每一天的护理文书及病历文书，这样提升了医师和护士查看文书的效率，可以全方面掌握患者病情。

二、护理病历模板

成都市第六人民医院使用的结构化护理电子病历中的护理病历主要有通用和专科表单两大类，按照内容分为记录单、评分单、监测单等。

（一）入院患者护理评估单（通用版）

入院患者护理评估单（通用版）包括一般患者资料、健康评估、心理状况筛查、入院患者疼痛评估表、患者压力性损伤风险因素评估表、跌倒/坠床评估表（见表3-1）。

1. 一般患者资料包括姓名、科别、床号、住院号、科室、性别、入院日期、诊断、职业、婚姻状况、宗教信仰、入院方式、入院形式等。一般资料中的姓名、科别、床号、住院号属于自动抓取 HIS 信息生成的内容，防止错误发生。

2. 健康评估包括语言表达、意识情况、情绪反应、皮肤黏膜、左右眼视力情况、左右耳听力情况、压力性损伤、睡眠习惯、饮食情况、饮酒情况、过敏史、生命体征（体温、脉搏、呼吸、血压），以上内容大部分都可选择下拉式菜单，方便护士选择，提高护士工作效率。

3. 心理状况筛查，主要通过对两个问题的提问，来确定患者的进一步的筛查流程。第一个问题是："过去 12 个月，你是否在一段时间内感到悲伤、淡漠、抑郁或绝望，且至少持续2 周？"第二个问题是："过去一年内，你是否在至少 2 周时间内，对过去曾经关注的事情或过去曾经喜欢的事情不再关注或喜欢?"

4. 入院患者疼痛评估表，主要使用面部表情量表和长海痛尺对患者进行评估，得出的入院疼痛结果可使用下拉菜单进行选择。根据评估结果建立疼痛评分表，所有入院患者都必须完成这项评估。

5. 患者压力性损伤风险因素评估表，目前为通用评估表，所有入院患者都必须完成这项评估，根据患者情况在系统上进行分值的选择，系统自动统计结果。

6. 跌倒/坠床评估表，目前为通用评估表，通过跌倒风险临床判定法/Morse 跌倒风险评估量表，评出患者的风险等级。

入院评估情况及注意事项已全部告知家属/患者后，家属/患者签字确认，家属可根据患者情况决定是否陪护等。

为了实现医院的无纸化办公，越来越多医院采取使用床旁移动护理系统，对患者进行入院评估后，让患者或者家属在线上签字确认，而不需要护士再打印出来叫患者或家属签字，节约了护士的时间、提高了工作效率、节约了医院的成本。

表 3-1 入院患者护理评估单（通用版）

姓名：　　　　科别：　　　　床号：　　　　住院号：

科室：		床号：		姓名：	年龄：		性别：
住院号：				入院日期：			
诊断：							
资料来源		职业			入院方式		
入院形式		婚姻状况			宗教信仰		
语言表达		意识情况					
情绪反应		皮肤黏膜			**心理状况筛查**		
视力情况	左眼：	听力情况	左耳：		1. 过去 12 个月，你是否在一段时间内感到悲伤、淡漠、抑郁或绝望，且至少持续 2 周？ 2. 过去一年内，你是否在至少 2 周时间内，对过去曾经关注的事情或过去曾经喜欢的事情不再关注或喜欢？		
	右眼：		右耳：				
压力性损伤：							
睡眠习惯		饮食情况					
饮酒情况							
过敏史	食物：	生命体征	T: P:				
	药物：		R: BP:				

（二）患者护理计划单（通用版）

患者护理计划单（通用版）包括一般患者资料和计划单所需各项项目（见表 3-2）。

1. 一般患者资料包括姓名、性别、年龄、床号、科室、住院号、诊断，上述内容均为自动生成内容。

2. 计划单所需各项项目包括日期、护理问题、护理措施、护理目标、效果评价、签名、停止日期、停止签名。

表 3-2 患者护理计划单（通用版）

姓名： 性别： 年龄： 床号： 科室： 住院号： 诊断：

日期	护理问题	护理措施	护理目标	效果评价	签名	停止日期	停止签名

3. 选择护理问题时点击护理问题空白处。日期时间为医嘱开始的时间，整个护理计划涉及的计划项目包括饮食护理、病情观察、基础护理、预防肺部感染等 11 项，每个项目包含不同的内容，如病情观察的内容包括直接选择信息项目和同步医嘱信息项目，直接选择信息项目有生命体征的观察等，同步医嘱信息项目有血氧饱和度监测 QH、心电监护 QH 等。

4. 完成护理计划的勾选后，可勾选同步一般患者护理记录单，直接同步到患者护理记录单上（见图 3-1）。

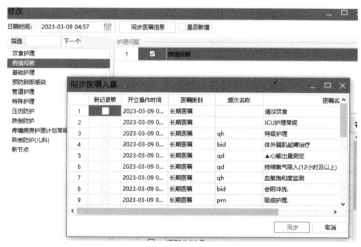

图 3-1 同步电子护理计划单

5. 停止护理计划，先勾选停止日期，填写停止医嘱时间，点击"确定"，会弹出对话框，询问停止计划的内容，可选择一条或几条计划，也可全选所有计划，点击"停止确认"。

（三）患者出入量记录单

患者出入量记录单包括一般患者资料和记录患者出入量所需各项项目（见表3-3）。

1. 一般患者资料包括科室、姓名、性别、年龄、住院号、床号，上述内容均为自动生成内容。

2. 患者出入量记录单所需各项项目包括日期，时间，入量的途径、名称、量，出量的途径、名称、量，护士签名。

3. 点击空白处会出现对话框，日期时间为入量的开始时间和出量的计算时间。入量需记录静脉输入、饮入、注射、推入等，静脉输入液体也可同步执行医嘱，选择需要记录的液体。出量包括引流出的尿液、血液、大便等。

表3-3　患者出入量记录单

科室：　　　姓名：　　　性别：　　　年龄：　　　住院号：　　　床号：

日期	时间	入量			出量		护士签名
		途径	名称	量（mL）	名称	量（mL）	

（四）患者护理记录单（普通科室）

患者护理记录单（普通科室）包括一般患者资料和护理记录单所需各项项目（见表3-4）。

1. 一般患者资料包括科室、姓名、性别、年龄、住院号、床号，上述内容均为自动生成内容。

2. 护理记录单所需各项项目包括日期、时间、生命体征、吸氧、心电监护、皮肤情况、管道、翻身、病情观察及措施、护士签名。其中，生命体征包括体温、脉搏、呼吸、血压、心率、血氧饱和度。

表 3-4　患者护理记录单（普通科室）

科室：　　姓名：　　性别：　　年龄：　　住院号：　　床号：															
日期	时间	生命体征						吸氧（L／min）	心电监护	皮肤情况	管道		翻身			病情观察及措施	护士签名
		体温（℃）	脉搏（次／分）	呼吸（次／分）	血压（mmHg）	心率（次／分）	血氧饱和度（%）				名称	状态	左	平	右		

（五）重症监护患者护理记录单（ICU 患者）

重症监护患者护理记录单（ICU 患者）包括一般患者资料和护理记录单所需各项项目（见表 3-5）。

1. 一般患者资料包括科室、床号、姓名、性别、年龄、住院号、入院日期、诊断，上述内容均为自动生成内容。

2. 护理记录单所需各项项目包括日期、时间、体温、心率、脉搏、呼吸、无创血压（NBP）、动脉血压（ABP）、中心静脉压（CVP）、血氧饱和度（SPO$_2$）、吸氧、吸痰、瞳孔、呼吸支持、约束、置管深度、格拉斯哥昏迷评分法（GCS）、翻身体位、病情观察及护理措施、护士签名。其中，呼吸支持包括模式、频率平均吸气压（PI）、压力支持（PS）、呼气末正压（PEEP）、吸入气中的氧浓度分数（FIO$_2$）等项，置管深度包括中心静脉导管（CVC）、气管插管、胃管、其他插管等项。

表3-5 重症监护患者护理记录单

科室: 　　床号: 　　姓名: 　　性别: 　　年龄: 　　住院号: 　　入院日期: 　　诊断:

日期	时间	体温 ℃	心率 次/分	脉搏 次/分	呼吸 次/分	NBP	ABP	CVP	SPO₂ %	吸氧 L/m	吸痰 性质/量	瞳孔 大小(mm) 左/右	瞳孔 对光反射 左/右	模式	频率 次/分	VT mL	PI	PS	PEEP	FIO₂ %	肢端循环	松懈12~15分钟	CVC	气管插管	胃管	其他插管	E 分	M 分	V 分	翻身体位	病情观察及护理措施	护士签名
						mmHg		cmH₂O											cmH₂O													

呼吸支持: 模式 / 频率 / VT / PI / PS / PEEP / FIO₂
约束: 肢端循环 / 松懈12~15分钟
置管深度(cm): CVC / 气管插管 / 胃管 / 其他插管
GCS: E / M / V

3. 科室还可建立适合科室的护理文书模板，自建模板内容有治疗类、输血/蛋白、约束、转入、发热、血糖、床旁血压透析等。护士可点击模板并根据实际情况修改模板内容，也可根据自身的理论知识与经验建立自己的护理文书模板。

（六）患者指血糖监测单

患者指血糖监测单包括一般患者资料和指血糖监测所需各项项目（见表 3－6）。

1. 一般患者资料包括姓名、性别、年龄、床号、科室、住院号，上述内容均为自动生成内容。

2. 指血糖监测所需各项项目包括日期、时间、血糖指数（mmol/L）、护士签名。

3. 日期和时间只需要双击即可生成填写的日期与时间，血糖指数为测得数据，签名为 CA 认证电子签名。

表 3－6　患者指血糖监测单

姓名：　　性别：　　年龄：　　　床号：　　科室：　　　住院号：

日期	时间	血糖指数 （mmol/L）	护士 签名

（七）重症监护患者镇静镇痛评分表

重症监护患者镇静镇痛评分表包括护一般患者资料和镇静镇痛评分表所需各项项目（见表 3－7）。

1. 一般患者资料包括姓名、性别、年龄、床号、科室、住院号、诊断，上述内容均为自动生成内容。

2. 镇静镇痛评分表所需各项项目由 RASS 镇静程度评估、重症疼痛观察工具（CPOT）、视觉模拟评分（VAS）三张表组成，这三张表可根据不同医院的需求自行更改。医师可根据患者的实际情况选择需要的表格进行评估。

3. 每张评估表上均有下拉菜单，可根据患者的情况选择评估的分数。

表 3-7　重症监护患者镇静镇痛评分表

姓名：　性别：　年龄：　床号：　科室：　住院号：　诊断：

RASS 镇静程度评估							
描述							
评分							
重症疼痛观察工具（CPOT）							
面部表情							
身体活动							
肌肉紧张							
呼吸机顺应程度							
或发音（已拔管患者）							
总分							
视觉模拟评分（VAS）							
描述							
评分							

（八）患者健康教育实施记录表（非手术患者/手术患者）

患者健康教育实施记录表（非手术患者/手术患者）包括一般患者资料和患者健康教育实施记录表所需各项项目（见表3-8、表3-9）。

表 3-8　患者健康教育实施记录表（非手术患者）

姓名：　　科别：　　床号：　　住院号：

项目	教育内容	教育形式			对象		执行日期	签名	效果评价		评价日期	签名
		讲解	资料	示范	患者	家属			掌握	部分		
入院宣教	介绍病房环境											
	介绍规章制度：作息、探视、陪住制度等											
	介绍工作人员：主管医师、责任护士、护士长											
	安全告知：水、电、设施的安全，个人安全等											
	告知患者的权利和义务											
入院后24小时内完成入院宣教												
相关疾病知识宣教	疾病相关知识的介绍											
	饮食、休息指导											
	治疗用药的名称、种类											
	药物的主要作用、不良反应及注意事项											
	告知各种检查的目的、名称、种类											
	告知各种标本采集的目的、方法											
	各项检查前、后的注意事项宣教											

续表 3－8

年龄：　　　　性别：　　　　入院日期：　　　　诊断：

项目	教育内容	教育形式			对象		执行日期	签名	效果评价		评价日期	签名
		讲解	资料	示范	患者	家属			掌握	部分		
入院三日内完成相关疾病知识宣教												
出院指导	出院后用药的注意事项											
	饮食宣教											
	休息及锻炼方法的指导											
	复诊时间											
	特殊护理指导											
	出院随访的联系方式及注意事项											
出院前完成出院指导												
备注	1. 效果评价说明：掌握代表患者或家属对应该掌握的内容较熟悉；部分代表患者或家属对应该掌握的内容只有部分了解。 2. 健康教育内容均由责任护士完成；效果评价内容由责任组长在健康教育实施 24 小时或 48 小时内评价；评价时，如果教育内容未掌握的，责任护士或组长需再次进行教育，直到患者或家属掌握。 3. 转科/死亡患者无须勾选出院指导和效果评价。 4. 入院 24 小时内转科患者无须勾选效果评价。 5. 出院患者请在表格最后一排（转科/死亡患者请填写）处选择不涉及。											

转科/死亡患者请填写：

表 3-9　健康教育记录单（手术患者）

姓名：　　　科别：　　　床号：　　　住院号：

项目	教育内容	教育形式			对象		执行日期	签名	效果评价		评价日期	签名
		讲解	资料	示范	患者	家属			掌握	部分		
入院及相关疾病知识宣教	介绍病房环境											
	介绍规章制度：作息、探视、陪住制度等											
	介绍工作人员：主管医师、责任护士、护士长											
	安全告知：水、电、设施的安全，个人安全等											
	告知患者的权利和义务											
	入院 24 小时内完成入院宣教											
	介绍疾病的相关知识及注意事项											
	治疗药物的主要作用、用法及不良反应											
	心理指导											
	特殊功能锻炼的方法及步骤											
	各种检查标本采集的目的、方法及注意事项											
	特殊检查前、后的注意事项的宣教											
	入院三日内完成疾病相关知识宣教											
术前宣教	告知手术名称、麻醉方式及注意事项											
	指导需取得患者配合的内容、方法及告知其重要性											
	手术前一日完成术前宣教											

项目	教育内容	教育形式			对象		执行日期	签名	效果评价		评价日期	签名
		讲解	资料	示范	患者	家属			掌握	部分		
术后宣教	饮食、卧位的宣教											
	手术后治疗药物的用法、主要作用及不良反应											
	指导留置各种管道的目的及注意事项											
	功能锻炼的宣教											
	术后宣教应在患者手术后开始，按时段进行，并在出院前完成											
出院指导	饮食及用药指导											
	适宜的休息及锻炼方法的指导											
	告知复诊时间											
	特殊护理指导											
	出院随访的联系方式及注意事项											
	出院前一日完成出院指导											
备注	1. 效果评价说明：掌握代表患者或家属对应该掌握的内容较熟悉；部分代表患者或家属对应该掌握的内容只有部分了解。 2. 健康教育内容均由责任护士完成；效果评价内容由责任组长在健康教育实施24小时或48小时内评价；评价时，如果教育内容未掌握的，责任护士或组长需再次进行教育，直到患者或家属掌握。 3. 转科/死亡患者无须勾选效果评价。 4. 入院24小时内转科患者无须勾选效果评价。 5. 出院患者请在表格最后一排（转科/死亡患者请填写）处选择不涉及。											

转科/死亡患者请填写：

1. 一般患者资料包括姓名、科别、床号、住院号，上述内容均为自动生成内容。

2. 健康教育的对象分为非手术患者/手术患者。

3. 非手术患者健康教育实施记录表所需各项项目包括入院宣教、相关疾病知识宣教、出院指导的教育形式（讲解、资料、示范）、对象（患者、家属）、执行日期、签名、效果评价（掌握、部分）、评价日期、签名及备注。

4. 手术患者健康教育实施记录表所需各项项目包括入院及相关疾病知识宣教、术前宣教、术后宣教、出院指导的教育形式（讲解、资料、示范）、对象（患者、家属）、执行日期、签名、效果评价（掌握、部分）、评价日期、签名及备注。

5. 要求入院后 24 小时内完成入院宣教，要求入院三日内完成相关疾病知识宣教，要求出院前完成出院指导。

6. 患者发生转科/死亡时，需要填写转科/死亡时间，转科还需填写转入科室名称。

（九）患者日常生活能力（Barthel 指数）动态评定表

患者日常生活能力（Barthel 指数）动态评定表包括一般患者资料和患者自理能力评估所需各项项目（见表 3-10）。

1. 一般患者资料包括姓名、性别、年龄、床号、科室、住院号、诊断，上述内容均为自动生成内容。

2. 患者自理能力评估所需各项项目包括进食、如厕、小便控制、大便控制、穿衣、洗澡、修饰、床位转移、上下楼梯、平地行走。根据患者情况选择每项分数，选择完毕，系统会自动计分，最后护士进行电子签名。

3. 保存评估结果，弹出对话框，同步到护理记录单中。

表 3-10　患者日常生活能力（Barthel 指数）动态评定表

姓名：　性别：　年龄：　床号：　科室：　住院号：　诊断：

	评估项目	分数	得分
进食	完全独立	10	
	需部分帮助	5	
	需极大帮助	0	
如厕	自理	10	
	需部分帮助	5	
	依赖他人	0	
小便控制	能控制	10	
	偶有控制	5	
	完全失控	0	
大便控制	能控制	10	
	偶有控制	5	
	完全失控	0	
穿衣	完全独立	10	
	需部分帮助	5	
	需极大帮助	0	
洗澡	完全独立	5	
	需他人帮助	0	
修饰	完全独立	5	
	需他人帮助	0	

评估项目		分数	得分
床位转移	完全独立	15	
	需部分帮助	10	
	需极大帮助	5	
	完全依赖	0	
上下楼梯	完全独立	10	
	需部分帮助	5	
	需极大帮助	0	
平地行走	完全独立	15	
	需部分帮助	10	
	需极大帮助	5	
	完全依赖	0	
总分			
生活能力分级			
护士签名			

1. 生活能力分级：A. 生活自理，100分，完全独立；B. 轻度依赖，61~99分，少部分需要他人照顾；C. 中度依赖，41~60分，大部分需要他人照顾；D. 重度依赖，≤40分，全部需要他人照顾。
2. 评估时间：入院时、病情变化时、手术及出院时。
3. 说明：A. 如厕（包括擦净、整理衣裤、冲水等）；B. 穿衣（解系纽扣、拉链、穿脱鞋等）；C. 修饰（洗脸、刷牙、梳头、剃须）；D. 平地行走（a. 完全独立：可独立在平地上步行45米；b. 需部分帮助：需他人帮助搀扶，或使用拐杖、助行器等辅助工具；c. 需极大帮助：行走时完全需要他人搀扶或可独立操纵轮椅移动，包括转弯；d. 完全依赖：自己完全不能移动）。

（十）Morse 跌倒风险评估量表（通用版）

Morse 跌倒风险评估量表包括一般患者资料和 Morse 跌倒风险评估所需各项项目（见表 3-11）。

1. 一般患者资料包括姓名、性别、年龄、床号、科室、住院号、诊断，上述内容均为自动生成内容。

2. Morse 跌倒风险评估所需各项项目包括跌倒史、超过一个疾病诊断、使用助行器具、静脉输液、步态、精神状态等项目。系统自动计分、护士进行电子签名。

3. 保存评估情况，弹出对话框，同步到护理记录单中。

4. 患者发生转归时，需要对患者在科室期间的情况进行效果评价（发生/未发生），最后评估者签名、填写评估时间。

表 3-11 Morse 跌倒风险评估量表（通用版）

姓名： 性别： 年龄： 床号： 科室： 住院号： 诊断：

项目	评分标准	分值	得分
跌倒史	无	0	
	有	25	
超过一个疾病诊断	无	0	
	有	15	
使用助行器具	没有需要/卧床休息/坐轮椅/护士帮助	0	
	拐杖/手杖/助行器	15	
	依扶家具	30	
静脉输液	否	0	
	是	20	

续表3-11

项目	评分标准	分值	得分
步态	正常/卧床休息/轮椅	0	
	虚弱	10	
	受损	20	
精神状态	正确评估自我能力	0	
	高估/忘记限制	15	
总得分			
评估结果			
护士签名			

效果评价		评估者签名	
		评估日期	

使用说明	1. 评估结果分为跌倒低风险、跌倒中风险和跌倒高风险。评估结果为跌倒中风险或高风险时，在床头卡上贴上提示标记，并在必做预防措施的基础上，选择相对应的预防措施。 2. 对于跌倒中风险或高风险的患者，应及时告知患者/家属并签名。转科时，转入科室需重新进行跌倒风险评估并根据评估结果完善相应的签字。 3. 对于跌倒中风险患者至少每周评估1次，对于跌倒高风险患者至少每周评估2次。住院期间患者出现病情变化、使用高跌倒风险药物、跌倒后、跌倒高风险患者出院时，应再次进行评估。 4. 对转科、死亡、出院患者进行效果评价（发生/未发生）。

注：<25分为跌倒低风险，25~45分为跌倒中风险，>45分为跌倒高风险。

（十一）患者压力性损伤危险因素评估表（通用版）

患者压力性损伤危险因素评估表包括一般患者资料和患者压力性损伤危险因素评估所需各项项目（见表3-12）。

1. 一般患者资料包括科室、床号、姓名、年龄、性别、住院号、诊断，上述内容均为自动生成内容。

2. 患者压力性损伤危险因素评估所需各项项目包括感知、潮湿、活动能力、移动能力、营养、摩擦力/剪切力，对患者情况进行评估后，系统会自动得分。

3. 保存评估结果，弹出对话框，同步到护理记录单中。

4. 患者发生转归时，需要对患者在科室期间的情况进行效果评价（发生/未发生），最后评估者签名、填写评估日期。

表 3-12 患者压力性损伤危险因素评估表（通用版）

科室： 床号： 姓名： 年龄： 性别： 住院号： 诊断：

项目		得分
感知	完全受限	
	非常受限	
	轻微受限	
	无损害	
潮湿	持续潮湿	
	非常潮湿	
	偶尔潮湿	
	罕见潮湿	
活动能力	卧床	
	坐椅子	
	偶尔步行	
	经常行走	
移动能力	完全受限	
	非常受限	
	轻微受限	
	不受限	

项目		得分
营养	重度营养摄入不足	
	营养摄入不足	
	营养摄入适当	
	营养摄入良好	
摩擦力/剪切力	存在问题	
	有潜在问题	
	不存在问题	
总得分		
评估结果		
护士长签名		
效果评价		评估者签名	
		评估日期	
填写说明	1. 风险等级：轻度危险，15~18分；中度危险，13~14分；高度风险，10~12分；极度危险，≤9分。 2. 评估频率：13~18分者，至少每周进行1次动态评估；10~12分者，至少每周进行2次动态评估；≤9分者，视病情每1~2天进行一次动态评估并班班交接、记录。评分显示无危险且病情稳定者，可终止评分。 3. 患者发生转归时，对患者进行效果评估（发生/未发生）。	

（十二）患者导管滑脱危险因素动态评估表（通用版）

患者导管滑脱危险因素动态评估表（通用版）包括一般患者资料和患者导管滑脱危险因素评估所需各项项目（见表3-13）。

1. 一般患者资料包括姓名、性别、年龄、床号、科室、住院号、诊断，上述内容均为自动生成内容。

2. 患者导管滑脱危险因素评估所需各项项目包括意识状态、

疼痛评分、配合程度、导管固定、约束情况、Ⅰ类管道（包括动脉置管、气管切开导管、气管插管、T型引流管、脑室引流管等）、Ⅱ类管道（包括胸腔引流管、腹腔引流管理、盆腔引流管、PICC/CVC管、造瘘管等）、Ⅲ类管道（包括胃管、尿管、外周静脉置管等），系统自动计分、护士电子签名。

3. 保存评估情况，弹出对话框，同步到护理记录单中。

4. 患者发生转归时，需要对患者在科室期间的情况进行效果评价（发生/未发生），最后评估者签名、填写评估时间。

表3-13　患者导管滑脱危险因素动态评估表（通用版）

姓名：　性别：　年龄：　床号：　科室：　住院号：　诊断：

项目	评分标准	分值	得分
意识状态	躁动/谵妄	3	
	嗜睡/昏睡	2	
	昏迷	1	
	神志清楚	0	
疼痛评分	≥7分	3	
	5~6分	2	
	3~4分	1	
	≤2分	0	
配合程度	不配合	3	
	间断配合	2	
	配合/无意识	1	
导管固定	未固定	3	
	固定松散	2	
	牢固	1	

项目	评分标准	分值	得分
约束情况	未约束	3	
	间断约束	2	
	持续约束	1	
Ⅰ类管道	动脉置管	3	
	气管切开导管	3	
	气管插管	3	
	T型引流管	3	
	脑室引流管	3	
	吻合口下胃管	3	
	其他	3	
Ⅱ类管道	胸腔引流管	2	
	腹腔引流管	2	
	盆腔引流管	2	
	PICC/CVC管	2	
	造瘘管	2	
	透析管路	2	
	创腔引流管	2	
	其他	2	
Ⅲ类管道	胃管	1	
	尿管	1	
	外周静脉置管	1	
	氧气管	1	
	其他	1	

总得分			
评估结果			
护士签名			
效果评价		评估者签名	
		评估日期	
使用说明	1. 评估时机：留置Ⅰ、Ⅱ类管道的患者、留置管道并出现躁动、谵妄、烦躁的高风险患者应及时评估。 2. 评估方法：除留置有多条管道的可累计计分外，其余项目不需要累计计分。		

（十三）患者临床输血护理记录单（通用版）

患者临床输血护理记录单包括一般患者资料和患者临床输血护理记录单所需各项项目。

1. 一般患者资料包括姓名、床号、科室、住院号、年龄、入院日期、性别、受血者血型，上述内容均为自动生成内容。

2. 患者临床输血护理记录单所需各项项目主要包括输血前、输血中、输血后。输血前包括血液制品类型、供血者血型、血袋号、血量、交叉配血结果、血袋及血液外观、血液有效期、核对者双签名、生命体征（T、P、R、BP）；输血中包括输入时间、前5分钟输注速度、前15分钟输注速度、观察时间、调节输注速度、生命体征（T、P、R、BP）、不良反应、表现及处置、护士电子签名；输血后包括输注结束时间、生命体征（T、P、R、BP）、不良反应、表现及处置、废血袋返回血库、护士电子签名。

3. 患者临床输血护理记录单为连续记录表单，涉及转科等时都要连续记录，体现输血的连贯性。

（十四）ICU 患者交接单

ICU 患者交接单包括一般患者资料和 ICU 患者交接单所需各项项目。

1. 一般患者资料包括姓名、床号、科室、住院号，上述内容均为自动生成内容。

2. ICU 患者交接单包所需各项项目括物品名称、接收日期、数量、家属确认签字、接收者，交出日期、数量、交出者、家属确认签字。

3. 患者入科后，将贵重物品一并归还家属，家属确认签字并填写电话号码、与患者关系、入院日期。

4. 患者出科时，护士将患者所有的用物一并还给家属，归还后家属确认签字，签写与患者关系、归还日期。

5. 人血清白蛋白等贵重/特殊药品交接时，要与患者/家属当面确定日期、数量、规格与厂家、接收护士签名、家属确认签字。

6. 特殊情况做好备注。

第二节　移动护理信息系统的临床使用

移动护理信息系统是以医院信息系统（HIS）以及结构化电子病历系统为基础，在手持式掌上设备 PDA（PDA，即 Personal Digital Assistant，又称为掌上电脑）的硬件支持下，借助无线电技术来实现患者数据采集工作、完成病床旁的护理治疗工作的系统。PDA 是护士工作站在患者床边的扩展和延伸，其体积小巧、携带方便、价格低廉、功能性强，同样，它也是移动信息终端设备的一种，能够利用无线网络技术连接医院内的服务器和手持式终端，从而实现信息的传递，利用条形码、二维码等信息技术，实现对患者信息的采集、处理、接收等工作。[①]

护士通过 PDA 在临床工作中可随时随地查看患者信息，正确执行医嘱，保证护理安全、规范护理行为、提升护理质量。同时，PDA 也将护士从烦琐的纸质录入工作中解救出来，实现真正的无纸化办公。

一、PDA 可实现的护理功能

（一）身份识别

移动护理信息系统广泛在医院运用后，患者在办理入院手续时，出入院处会给患者打印带有二维码的腕带。腕带上有患者的基本信息，患者在进入病区后办理入科手续前，会有责任护士用 PDA 扫描患者腕带上的条形码从而确定患者的身份。在住院期间，护士可通过扫描患者的腕带或直接点击 PDA 查询患者的基本信息。PDA 在患者完成所有治疗、检查项目时也大有用处，毕竟患者腕带上的二维码可以确保其身份。相对于护士的人工核对身份，通过 PDA 对患者进行身份识别更能保障患者身份识别的正确性，可确保临床护理的安全性。

（二）生命体征录入

在以传统方式进行生命体征的录入工作中，护士需要先测量患者的生命体征，再记录在纸上，然后到护士站转录到结构化电子病历的体温单中。但是其程序烦琐，部分护士的差错的失误率较高，且奔波于病房与护士站之间实际上增加了护士的工作量，使护士更加疲惫，长此以往会影响护理质量。使用移动护理信息系统以后，护士可以随身携带 PDA，护士可在任意时间使用

---

① 黄成莲. PDA 及移动护理信息系统在临床护理工作中的应用［J］. 中西医结合心血管病电子杂志，2020，8（26）：116，120.

PDA 记录患者的情况，可提高护士的工作效率，保证录入数据的准确性，有利于增进护患之间的关系。

（三）医嘱执行

护士大多在护士站与病房之间来回奔波，在使用 PDA 之前，医师新开医嘱后，科室办公护士通过对讲机呼叫管床护士到护士站执行医嘱，管床护士接到医嘱后，回到护士站，在护士站 HIS 系统上审核、处理医嘱，并在双人核对医嘱无误后到患者床边执行医嘱，护士这样往返于护士站和病房之间，费时又费力。推广 PDA 之后，管床护士可以直接在病房查询医嘱后使用 PDA 执行医嘱，通过扫描患者的手腕带，核实患者身份，PDA 会显示需要执行的医嘱，再扫描液体、雾化药物、口服药物、治疗项目的二维码，如果错误，PDA 会发出"嘀嘀嘀"的警报声，提示护士不能执行；如果正确，PDA 会发出"滴"声，护士则可执行医嘱。完成后，再次扫描患者腕带及液体、雾化药物、口服药物、治疗项目的二维码，即可完成该项医嘱的执行，并可在系统中查询执行该医嘱的护士和执行时间。

（四）用药核查

临床上用药安全是护理的十大安全目标之一，也是护理的核心之一，由此可见用药安全的重要性。在传统的护理工作中，护士一直都是按照"三查七对"的要求和个人的慎独精神来保证患者的用药安全，但仍然避免不了不良事件的发生。使用 PDA 来核查后，管床护士要先扫患者腕带的二维码，再扫码用药上的二维码，确认无误后，方可执行，这样提高了核对的效率和准确性。执行后，上级护士和管床护士可以通过 PDA 核查、确认每位患者的用药状况，检查是否停止医嘱用药等，也可查看该患者用药的执行护士、药物的信息和执行时间等。

（五）护理巡视

护士根据患者护理级别巡视患者时可采用 PDA 扫描患者腕

带，PDA 可自行记录巡视时间、巡视人员等，如果患者有特殊情况，可记录患者巡视的情况。护理管理者可通过后台查看护士的巡视执行情况，有利于规范护理操作、提高护理质量。

（六）护理文书书写

护士每天都需要对每个患者的生命体征及病情进行记录，传统的护理工作中，管床护士需要将护理工作完成后，再到护士站，登录结构式护理电子病历系统进行护理情况的录入，这样使得护士在患者床旁的时间大大减少。使用 PDA 后，护士可以在患者床旁记录患者的各项情况及治疗措施，提高护理文书的书写效率及书写质量。另外，在进行传统的纸质护理记录时，如果哪项护理记录中的数字、文字等写错，需要写错的护士重写，涉及其他护士填写的内容还需要其他护士到科室来进行更改。使用 PDA 后，记录错误可以立即修改。对于新入院患者的评估，移动护理信息系统的应用让评估更全面、更快速、更方便。入院评估时间也明显短于未使用移动护理信息系统之前。[①]

二、重点护理流程闭环管理

保障患者就医安全、提升医疗服务质量、提高患者满意度是医院工作的重点。就护理而言，重点护理流程这一关键环节非常重要。临床的重点护理流程包括输液流程、输血流程、血标本采集流程等，运用重点护理流程闭环管理模式能有效地保障患者安全，提高护理工作的质量与效率，真正做到"将护士还给患者"，提升患者的满意度。

（一）检验标本执行

在传统采集检验标本执行中，护士须根据医嘱，安排双人核

---

① 黄成莲. PDA 及移动护理信息系统在临床护理工作中的应用 [J]. 中西医结合心血管病电子杂志，2020，8（26）：116，120.

对患者腕带及标本上的信息；核对无误后，采集检验标本，放置于科室的标本柜上；运输工人到科室与护士一起清点标本，双方签字确认后再把标本送到检验科；标本送达检验科后，工人需与检验科的工作人员一起清点标本，双方确认后签字。这个流程大大浪费了护士、工人、检验科工作人员的时间，也避免不了错误的发生。使用 PDA 后，护士在对患者进行身份识别后，只需要再扫描标本上的条形码，匹配后方可采集；运输工人来到科室，使用 PDA 扫描标本上的条形码，确认患者的标本是否都已经采集完毕；扫码完成后，护士输入交接人的工作号码，工人输入接收人的工作号码，确认无误后，工人即可送标本到检验科；标本到达检验科后，检验科工作人员也使用 PDA 进行扫码，确认标本数量，确认无误后即可进行标本的检验。在整个过程中，PDA 都会记录标本的采集时间、离科时间及到检验科时间，为检验标本的准确性、及时性提供保证。同时，可大大减少护士与工人、工人与检验科工作人员的核对时间，提高工作的效率，防止检验标本在转运途中的遗失，保证检验标本的安全，实现检验标本的可追溯性，使得检验标本实现闭环管理。

（二）输血闭环管理

使用 PDA 进行输血闭环管理时，医师下达医嘱并打印血标本标签和申请单，护士扫描患者腕带及血标签的条形码进行核对，无误后采集标本；护士送血标本到血库，血库工作人员扫描血标本标签和申请单，无误后进行化验和交叉配血；完成后血库通知取血，用血袋出库，血袋上贴有电子条码，护士带 PDA 到血库取血，扫描电子条码完成血袋的接收与确认工作；护士回科室后使用 PDA 扫描患者腕带的二维码核实患者身份，再扫描血袋条形码，无误后方可执行输血操作。使用 PDA 可以记录患者输入时间、有无不良反应。使用 PDA 后，可大大提高血袋核对的正确性，准确记录了在输血操作中的执行时间，能有效追溯每个环节，杜绝某个环节发生错误，提高护理质量，提高患者及家属的满意度。

三、移动护理信息系统操作界面

以成都市第六人民医院的移动护理信息系统为例，操作界面的内容如下：

1. 点击移动护理图标，进入登录界面，输入账号、密码，选择科室，进入工作界面。

2. 工作界面包括患者管理、医嘱管理。

3. 患者管理包括详细信息、患者费用、护理巡视、健康教育、护理计划、手麻核对。

（1）点击"详细信息"可查看患者的入院日期、床位号、性别、年龄、所属科室、护理等级、过敏药物、病情、主要诊断、预交金金额、社保费别等。

（2）点击"护理巡视"进入界面，选择"新增"，输入巡视内容，点击"保存"即可，此处可提高一级、二级、三级护理的按照时间巡视的依从性。

（3）点击"健康教育"可选择"新增"，填入教育类别、教育对象、教育方法、学习障碍、教育效果、宣教者。

（4）点击"护理计划"，进入选择床号，对该床患者"新增"，填写护理诊断、观察评估、护理措施、预期目标、开始时间、开始人、结束时间、结束人、创建人，保存填写的内容。

（5）点击"手麻核对"，可查看该患者基础信息及手术信息，手术信息包括手术名称、手术部位、麻醉方式、手术申请时间、是否审核。

4. 医嘱管理包括医嘱查看、执行单、标本管理、体征录入、护理病历、护理记录。

（1）点击"医嘱查看"，选择床号，可查看该床患者的药疗单、化验单、检查单、护理单、其他医嘱。

①点击"药疗单",可查看当天的长期医嘱和临时医嘱,包括医嘱内容、剂量、执行时间、开始日期、医嘱医师、给药途径;②点击"化验单",可查看标本类型、检验项目、申请日期及时间;③点击"检查单",可查看检查类型、检查子类、检查时间;④点击"护理单",可查看医嘱内容、剂量、执行时间、开始日期、医师、给药途径;⑤点击"其他医嘱",可查看医嘱内容、剂量、执行时间、开始日期、医师、给药途径。

(2)点击"执行单",选择床号,可查看当天通过 PDA 扫码核查的输液类、注射类、口服类、其他类、雾化类的执行情况。

(3)点击"标本管理",选择床号,可查看当天患者的标本内容及采集人和采集时间。

(4)点击"体征录入",选择床号,可填入体温单的内容,可直接同步患者体温单。

(5)点击"护理记录",可同步患者护理记录的全部内容,护士在此填写后,可直接同步到护理记录中,提高护士的工作效率,保证了患者的安全。

四、其他功能

(一)健康宣教

虽然成都市第六人民医院目前移动护理信息系统内有健康教育的板块,但点入后并没有实现同步专科的健康宣教内容。护理人员受学历层次、工作经验、个人能力等多种因素的影响导致对患者实施的健康教育的效果不一,如果将健康宣教内容放入移动护理信息系统,管床护士能准确地给予患者有效的健康宣教内容,提高患者的认知,同时提高患者及家属的满意度。

（二）绩效管理

目前各医院都在进行人员的绩效改革，但护理人员的绩效管理是管理者面临的一大难题，即如何精准地统计和衡量工作业绩并与绩效兑现，实现护理人员的绩效与业绩一致，实现"多劳多得、优劳优得"。使用 PDA 后，可以通过护理人员使用 PDA 中的医嘱的情况，算出护士的相应工作量，然后换算出护士的绩效。

第三节　护理不良事件管理

质量与安全永远都是医院的两大主题，倡导患者安全是 21 世纪世界卫生组织在全球的重要举措，安全是患者的基本需求，是医疗优质服务的基本要求。自 2016 年来，国家卫生健康部门先后出台《医疗质量管理办法》《关于建立现代医院管理制度的指导意见》《关于进一步加强患者安全管理工作的通知》等文件，提出要建立医疗质量安全不良事件信息采集、记录和报告相关制度，规范医院不良事件上报流程，鼓励医务人员主动上报，提高医院不良事件报告的质量和效率，及时发现及排除医院存在的质量缺陷，及时整改，推动医院的持续改进，促进医院质量的提升。

其中护理不良事件指由于医疗护理行为造成患者死亡、住院时间延长，或离院时仍带有某种程度的失能的事件。护理不良事件分为可预防性不良事件和不可预防性不良事件，包括患者住院期间发生的跌倒、用药错误、走失、误吸或窒息、烫伤以及其他与患者安全相关的护理意外等。

一、传统护理不良事件管理模式

成都市第六人民医院在没有使用安全的不良事件管理系统之

前，医院职能部门各自为政，不同类型的不良事件需要向相关部门上报。在护理工作中，如发生不良事件，需要上报到相应科室，造成工作的不便。护理不良事件上报采用的主要方式为电话上报、纸质版上报或者"飞秋"（内网传输软件）上报。不良事件的上报没有统一方式，存在重复上报的现象。整个上报流程没有确切的上报时间，护理部也无法追踪具体内容，仅在事件发生时和最后呈报纸质档案时知晓上述内容，存在流程混乱的现象。上报的方式为呈报纸质报表，未做到无纸化办公，存在成本的浪费。因此，急需信息化的手段来解决上述问题。

二、护理不良事件管理系统

成都市第六人民医院的不良事件管理系统采用医院内网系统，以保护患者隐私。

当发生不良事件时，Ⅰ、Ⅱ级事件立即上报给护士长、科主任、护理部（节假日、周末、夜间报院总值班室），Ⅲ、Ⅳ级事件于4小时内上报护士长、科主任，24小时内通过不良事件管理系统填写不良事件呈报表。现对成都市第六人民医院不良事件管理系统进行介绍。

1. 点击不良事件管理系统，可见眉栏处，分为首页内容、事件上报、事件处理、统计分析四个板块。

2. 点击首页，可将上半部分可见不良事件类型分类，共分为医疗类、护理类、院感类、输血类、药品类、医疗器械设备类、治安类、后勤类、信息类、化妆品类、其他类不良事件，实现了对不良事件的有效监管和控制（见图3-2）。其中院感类包括其他院感事件、医务人员锐器伤、血液体液暴露接触；输血类包括输血不良反应、输血不良事件；药品类包括药品不良反应、药品不良事件；信息类包括网络瘫痪、网络安全事故、服务器瘫痪、信息安全；其余类型无分类。

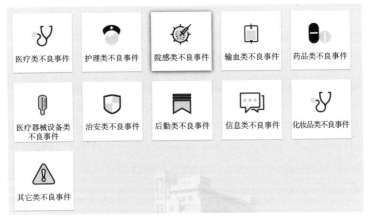

图 3-2　不良事件类型分类

3. 事件上报模块：科室发生护理不良事件时，当班护士点击"护理类不良事件"，弹出对话框，显示不良事件类型有跌倒/坠床、院内压伤、院外压伤、非计划拔管、难免压伤申报表、用药错误、其他不良事件，根据实际的不良事件类型点入，填写患者基本信息，选择患者类别（住院患者、门诊患者、其他类患者），输入患者住院号/门诊号，自动检索患者姓名、性别、年龄、疾病名称、主治医师、入院/门诊科室、入院/门诊日期、床位号、出院日期。填写不良事件的发生科室、上报人所属科室、发生时间、当事人工作年限、当事人职称、学历、当事人层级、患者文化程度、护理级别、事件类型等内容。

若该事件为跌倒/坠床事件，还需要调查患者最近 1 次发生该事件的时间、跌倒/坠床前患者活动能力、跌倒/坠床时状态、跌倒/坠床时有无约束、是否进行危险因素评分、事件发生前采取的特殊预防措施、跌倒/坠床史、事件发生原因、跌倒伤害严重度分级、不良事件的等级、不良事件发生时的处理、是否通知家属。

初次填报完成护理不良事件后，电话通知院级质控人员到科室进行现场讨论,留存现场照片,当班护士将讨论内容填入不良事件管理系统中,以期获得更有价值的信息,同时将现场照片上传到附件中,以方便院级质控组和护理部人员查看。

4. 事件处理模块:科室需要在3日内完成对不良事件产生的原因分析和整改措施的填报,填报完成后,在系统上上报不良事件,系统将会按照审批流程提示下一步到达院级质控组。选择院级质控组的人员后,该事件将会转到院级质控处,院级质控人员对科室的填报内容、原因分析、整改措施进行审核,查看措施整改情况,给出合理意见和建议,再点击提交到护理部。系统会自动流转到护理部,护理部管理人员接收后,进行审批,填写意见和建议,转回科室护士长处。护士长接收后,对该事件进行最后的总结,即完成此次不良事件的上报。

如进入审批流程中,若这件不良事件的分析、整改措施不够完善,院级质控组或者护理部都可以选择退回,要求科室重新分析和整改,该不良事件的流程会返回到提交护士的账号中,使其可以重新填写并再次提交。

5. 统计分析模块:对不同级别的查询者设置不同的权限。护理院级质控员可以对自己所分管的科室的所有不良事件进行查询,护士长可以对本科室的所有不良事件进行查询,上报的当班护士只可以查询本人已上报的不良事件。

系统也支持多种统计查询,可按发生时间、发生科室、事件类别、事件等级、处理时间等进行统计,可一键式导出查询结果,支持 xlsx、pdf、docx 三种格式,以便于医院或科室对事件类型进行同比、环比分析,并可根据需要,自定义各种查询分析报表,满足管理者的日常统计查询需求。[①]

---

① 郝梅,赵瑞萍,张东湖,等. 医院不良事件上报系统的构建与应用 [J]. 医院管理论坛,2019,36 (12):15—17.

6. 首页下半部分可见所属科室目前待处理、处理中、草稿箱、已上报、已结案的不良事件的件数。点击"待处理",可以查看目前未处理的不良事件;点击"处理中",可以查看上报的不良事件的审批流程的位置;点击"草稿箱",可见已填写未上报的不良事件;点击"已上报",可见全年的上报情况;点击"已结案",可见全年已结案的不良事件(见图3-3)。

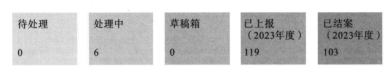

图3-3　科室目前不良事件的进展

第四节　护理管理系统

护理管理作为现代医院管理的重要组成部分,不仅是医院管理水平的重要体现,更是提高护理质量的保证。世界卫生组织对护理管理的定义是:护理管理是为了提高人们的健康水平,系统地利用护士的潜在能力和有关的其他人员或设备、环境以及社会活动的过程。换言之,护理管理其实就是把提高护理服务质量作为主要目标的系统干预活动的过程。如此可见,护理管理在医院管理中占了举足轻重的位置。

一、传统护理管理的模式

现阶段大部分的医院在护理管理中,主要依靠传统的方式进行,特别是在统计工作方面。主要体现在以下四个方面。

(一)在护理人力资源管理方面

一般是各个科室根据对护理人员信息的需求,建立 Excel 表来进行统计。护理部每年都需要对全院护理人员进行统计，浪费了大量的时间和精力。与此同时，各科室自建信息表不一，还存在人员的资料不完整等情况。

（二）在科室排班管理方面

科室排班也是各科室自行安排，通过把自建的表格打印出来，科室人员按表执行，工作繁杂，容易出错。更甚者，护理部不能监控各科室的排班情况，不能更好地做好人力资源的调配工作。

（三）在护理质量控制方面

护理部需要在打印质量控制标准后，拿着纸质的标准到各科室进行质量的督查，督查的结果需要回到护理部进行汇总。汇总完成后将结果反馈到科室。科室接到反馈后进行原因分析、整改计划、整改措施、落实情况后上交护理部。护理部到科室进行复查。整个流程都是人工完成，护理部无法追踪科室完成此次督查问题的整改过程。

（四）在护理工作量的统计方面

护理部不能对各科室每月完成的护理工作量进行统计，不能实现绩效与工作量挂钩，不能实行"多劳多得、优劳优得"的绩效管理方式。

这些传统的管理方式显然无法适应现代医院高质量发展的要求，必须进行创新改革，借助信息化手段提升管理水平。

二、护理管理系统的应用

目前成都市第六人民医院使用护理管理系统，管理人员可以通过信息系统掌握医院的护理工作情况，护理工作已进入信息化时代，护理管理信息化的水平已成为衡量医院护理效率的重要指标。通过护理管理信息化可以规范护理流程、落实护理制度和岗位职责、实现精细化管理。成都市第六人民医院护理管理信息系统具有管理全院护理人力资源、考核、培训、满意度、工作量统计、危重患者访视、护理质控检查、护士长排班、敏感指标收集等功能,可有效提高护理管理的效率,现介绍如下基本功能。

(一)在护理人力资源管理方面

护理人力资源管理包括护理人员档案管理和护理排班管理。

1. 护理人员档案管理包括人员基本信息、人员调动管理、人员证件照管理、人员统计。[①] 护理人员档案管理能实现个人档案的新增、修改、注销和查看功能。①人员基本信息包括姓名、性别、年龄、民族、科室、工号、手机、邮箱、家庭住址、出生日期、身高、籍贯、来院日期、身份证号、职工类别、婚姻状况、政治面貌等基本信息;②护理部可通过该系统实现人员调动管理,记录调动的时间和原因;③通过证件照管理可导入护理人员毕业证、学位证、职称证、执业资格证及管理系统头像照片,并每年对相应证件进行更新维护;④人员统计中可根据个人信息进行统计。

2. 护理排班管理包括科室人员的排班设置、请假管理、排班统计等功能。科室排班可根据科室实际情况需要按周、月或者自定义时间进行排班的编辑,科室可自行维护各类班次,设置班次的名称、起止时间、上班时长、说明等,排班员导入人员信息后即可执行排班,完成后可打印,护理部可通过排班管理查看全院的排班情况和统计各科室上班时长的完成情况。请假管理中,护理人员通过排班管理进行假期的申请,可选择请假类型、天数、请假原因等,科室护士须护士长审批同意,流转到人事科,由人事科负责该项工作的人员同意通过,该护士方可休假。护理

---

① 林思阳. 基于云平台的护理管理系统设计与应用 [J]. 现代信息科技,2021,5 (17): 134-137.

部还可以根据科室在科患者人数、危重患者数等，实现院内紧急人员调动工作。

（二）在护理质量控制管理方面

护理质量控制管理包括护理质量抽查、行政查房（护理部、科护士长）、夜查房、护士长季度大查房、质量问题汇总、质量检查分析等。①护理质量抽查可实现护理部、片区、科室对护理质量的随时抽查，并能按照科室、时间段、级别、查房内容等汇总查房结果。②行政查房可实现护理部、片区按照质量控制计划对科室进行查房。③夜查房可根据相关标准的检查填写，包括治疗室、护士站等的清洁，抢救车的管理，有无存在的纠纷等问题。④护士长季度大查房可实现人员与质量控制标准项目相匹配，护士长接收到护理部的查房安排后，即可对科室进行质量检查，记录检查结果。⑤质量问题汇总可实现将上述所有查房的问题进行分类自动汇总。⑥质量检查分析可实现对查房科室存在问题进行原因分析、填写整改措施和执行情况，可维护常用文本，减少重复的手工输入，护理部可根据科室整改情况进行复查。

（三）在护理工作量计算方面

在工作量计算方面，系统可连接 HIS、结构化电子病历等系统，自动生成全院护士每日工作量情况。特殊科室（如供应室、手术室等科室）可定制特定的工作量项目，也可制订补充不可计价的护理项目。根据科室或项目的不同，可实现科室或项目的权重不同，最终可与绩效挂钩。

（四）其他方面

可自动生成敏感指标中的各项指标等。这些内容在此不过多介绍了。

第四章　信息化手段在院感管理中的应用

第一节　传染病信息化监测与上报

按照《中华人民共和国传染病防治法》规定，各级医疗机构均需承担传染病防治任务，医疗机构应当确定专门的部门或者人员承担与医疗救治有关的传染病防治工作和责任区域内的传染病预防工作，包括承担传染病疫情报告、本单位的传染病预防、控制以及责任区域内的传染病预防工作。

近 20 年来，人类社会发生了多次较为重大的传染病传播事件，人们的重视程度开始逐渐增加，传染病监测和管理能力也不断增强，直接促进传染病信息系统完善和直报系统的优化。传统的手工填写传染病卡存在报告模式环节多、效率低、容易导致漏报和迟报的缺点。2011 年，国家试点搭建了公共卫生统一数据采集交换平台，利用信息技术采集各级各类医疗机构上报的电子传染病报告卡，基于三级公立卫生信息平台的报告模式，实现了通过医疗机构—区域卫生信息平台—公共卫生信息平台的形式将传染病报告数据自动交换至传染病网络直报系统，提升了传染病报告的工作效率，[①] 保障了传染病报告的及时性和准确性。近年

---

① 刘长娜，陈虹，闫俊飞. 天津市二级及以上医疗机构传染病报告信息化建设调查［J］. 职业与健康，2020，36（3）：411−413.

来，各级医疗机构也陆续上线了医院感染（简称院感）管理系统，实现了传染病信息预警、监测和一键上报功能。

一、传染病管理系统功能

《传染病信息报告管理规范（2015 年版）》明确指出，区域卫生信息平台或医疗机构的电子档案、电子病历系统应当具备传染病信息报告管理功能，根据传染病管理要求，明确提出从患者就诊开始到检查、检验、院感等环节各部门的职责，并要求各个环节相互关联。医疗机构传染病管理系统应基本具备以下功能。

1. 提供字典管理，支持设置传染病目录。传染病目录必须来源于国家法定传染病目录中的病种。

2. 支持设定传染病报告卡格式，并且支持报告卡模式自定义修改，以适应未来政策性调整。

3. 支持报卡与实验室结果、病种关联，并支持 ICD－10 疾病编码与院内自定义诊断两种疾病编码库。

4. 支持检查科室对于传染病或者疑似传染病病例上报，并通过消息直接推送到申请科室医生站。

5. 支持检验科室对于传染病或疑似传染病病例上报，并通过消息直接推送到申请科室医生站。

6. 支持申请科室对于传染病的反馈信息进行处理，记录相关处理措施。对于确诊为传染病的病例，必须书写传染病报告卡，直至传染病病例完成结束，以完成传染病闭环管理。

7. 支持申请科室对于传染病处理进度的查询，系统提供传染病处理进度明确标识及说明。

8. 支持传染病病例报告卡审核功能，最终由传染病管理人员确认报告卡书写是否符合规范和要求，如果不符合，系统提供返回修改功能。

9. 支持与传染病网站做接口，实现数据直接上报。

10. 支持统计各科室的传染病病例数量以及传染病类型，根据传染源和感染因素统计查询感染数据并输出报表。

二、传染病监测预警系统

传染病监测预警系统主要包括诊断数据规则库、检验指标规则库和影像及病理检查规则库。预警系统能降低人为因素对医疗机构内传染病监测的影响，手工监测的模式使疾病监测与医院现有信息系统整合，实现传染病智能监测、全程监测，降低传染病尤其是重点传染病的漏报率、迟报率，提升医疗机构对传染病的监测管理效率。目前主要有两种预警方式。

（一）检验、检查指标数据提取预警

对于进入医院门诊或者住院的患者，医师根据病情开具相应的传染病相关检查，如 HIV、梅毒三项、乙肝抗原、甲型流感、核酸检测等检验、检查项目，实验室进行检查后，出具相应结果，传染病监测预警系统提取患者检查阳性结果进行医师端和院感管理端预警。医师根据实验室检查结果和临床表现等进行传染病诊断和排除，确诊传染病后进行传染病报卡；根据院感管理端显示阳性结果患者的信息及科室，院感专职人员每天排查预警，查看医师传染病卡报送情况。对实验室出阳性结果但医师未及时报送传染病卡的进行重点排查和关注，主要通过查看患者病历系统，查看患者病例和实验室结果的完整性，以此防止传染病迟报、漏报。

进行该项预警的前提是医疗机构的信息化需实现传染病监测预警系统与医院检验、检查系统数据对接，从而传染病监测预警系统能实时提取检验、检查结果。

检验、检查阳性结果提取预警范围广，包含了所有传染病检验、检查阳性指标，能最大限度地预防传染病的迟报和漏报，但因其范围广，如果当日就诊患者多或传染病阳性结果多，院感专职人员针对每天预警进行排查和查阅病历、检查结果的工作量较大，因此，该项预警适用于传染病监测预警系统未与医院病历系统连通的医疗机构、二级及以下医疗机构以及 1000 张床位以内规模相对较小的医疗机构。

（二）医师开具传染病诊断预警

针对实验室检查阳性结果，医师根据患者临床症状以及流行病学史，依据国家 ICD 编码做出规范的疾病诊断时，如诊断含有需要报告的传染病，信息系统将自动识别并提醒医师报卡，如未规范完成电子传染病报告卡填报，将限制其进行下一步诊疗工作。[①] 此时院感管理端通过传染病诊断结果抓取全院传染病诊断数据，显示开具了传染病诊断的科室、患者姓名以及上报时间等信息，进行实时的预警。院感专职人员按照各类传染病上报时限，每天对预警信息进行及时的排查并督促医师进行传染病的报卡，保证传染病报送的及时性和准确性。

进行传染病诊断预警需要医院传染病监测预警系统与电子病历系统进行数据对接。传染病管理部门根据国家法定传染病目录中的病种，设置甲类、乙类和丙类传染病目录，同时按照国家 ICD 编码疾病诊断维护关键字抓取数据，或根据医院实际维护临床医师常用的传染病关键字抓取数据，避免漏报。

医师开具传染病诊断预警针对性强、精准，对比其他预警方式，能减少每天预警的患者数量、减少院感专职人员工作量、降低人力成本。但值得注意的是，该项预警以医师诊断为依据，存在漏报的风险，所以在特殊时期使用该项预警，某一项传染病暴发数量较多时，需要院感专职人员将医师诊断结果与实验室出的阳性结果进行比对，通知接诊医师给漏报病例补上传染病诊断并

---

① 陈媛，丘美娇，陈宝，等. 综合医院发热门诊信息化建设对传染病监测预警及登记报告的影响［J］. 海南医学，2021，32（17）：2293－2297.

及时进行报卡。

三、传染病卡上报

医师通过系统报送传染病卡后，医院传染病管理端接收后，院感专职人员会对医师报送的传染病卡进行审核和修改。需要医师端修改的，院感专职人员会将卡退回到医师端，医师进行修改后再次上传至院感端；院感专职人员也会对一些基本信息进行修改后上报，通过系统将卡片一键上传至中国传染病网络直报系统（见图4-1）。

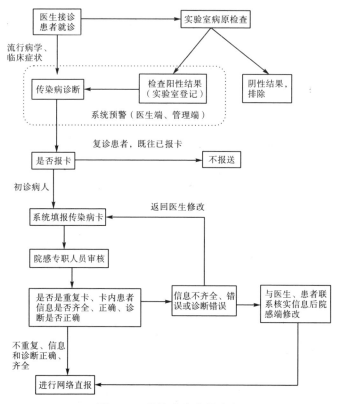

图4-1 传染病卡上报流程

四、筛查传染病漏报

传染病管理系统内设置传染病漏报监测板块。传染病漏报监测板块按照甲、乙、丙类传染病分类，院感专职人员每天对系统预警进行排查，并对医师每天报送的病例和系统预警但未报送病例进行排查和核查，如确定医师漏报，及时通知医师进行补报，使用信息化技术做好传染病监测。

目前，很多二级医疗机构以及基层医疗机构的传染病管理系统并不完善。要想构建完善的传染病管理系统，需要充分整合利用医院信息管理系统（HIS）、影像存储与传输系统（PACS）、实验室检验信息管理系统（LIS）、电子病例（EMR）系统等，实现多个系统的数据对接。

第二节　医院感染信息化监测

医院感染监测指系统地连续观察在医院的人群中医院感染发生的频率和分布以及影响感染的有关因素。其目的是加强医院感染的预防和控制，消除医院感染的危险因素，并根据监测过程中发现的问题提出相应的具体措施，以减少医院感染的发生，保护医院环境中特殊人群的健康。传统的院感人工被动监测效率低，只能监测到极少部分的已知感染，无法监测到大部分的未知感染。采用信息化感控软件的主动监测功能能提高工作效率、节省人力，除了能监测到已知感染，更重要的是能够做到感染预警，及早发现风险与隐患，及早进行干预，防范医院感染暴发事件发生。院感监测纳入信息化建设也是目前比较实用和常用的项目。

一、综合性监测

（一）基本情况

综合性监测是对医院各科室、病房的工作人员和患者以及与感染有关的因素和环境进行综合性的检查和分析，摸清医院感染情况，作为目标性监测的基础。院感信息化监测的上线，增加了综合性监测的深度和广度。

医院感染信息化监测的主要内容是实时监控住院患者的全过程，系统对所有感染要素进行阳性标注，然后将数据推送到医师工作平台，医师做出判断、确认上报。系统能实现病例监测、个案调查、数据统计分析及对比。部分系统还可显示每日现患率，使管理者全面了解现患率与住院患者变化情况。

（二）院感诊断培训

实施院感监测需要准确掌握医院感染诊断。医院感染诊断是院感工作中的难点之一，需要系统掌握内外学科理论，还要有一定的临床基础知识与实践作为支撑。尽管《医院感染诊断标准（试行）》已被很多医院感染管理人员熟知，但是，在实际应用过程中仍然遇到了许多问题，所以需要院感专职人员熟练掌握院感病例的诊断，学会采取正确的调查方法及时、正确地发现医院感染病例。做好院感诊断需要制订医院感染诊断培训计划，每年至少完成一次分批次全院临床医师医院感染诊断培训，以及新进人员岗前培训等。

（三）感染暴发监测

感染暴发监测主要是由系统设置数据以提取病原学阳性检测中3种及以上阳性结果的病原体信息进行预警，或提取3例及以上同种感染病例进行预警，然后再对感染病例病原体标本进行实验室同源测定，以此确定是否为感染暴发。暴发预警的提示能有效地控制院内感染。

（四）院感病例排查

根据医院实际设置医院感染系统，提取部分数据作为危险因素，主要为检验、检查结果的病原体培养阳性检测、血常规中 C 反应蛋白及白细胞水平升高、抗生素的使用、体温的升高、侵袭性操作等因素作为监测指标进行综合预警。系统提醒医师端对预警的病例进行排查和确定是否为医院感染，确定医院感染后及时报卡。院感专职人员根据系统报卡信息进行审核反馈，查阅部分电子病历，必要时检查、询问患者，判断医师报卡有无错报、漏报，对于诊断依据不足者和医师交流，建议完善相关有利于确诊的检查，并追踪观察可疑病例及各项检查结果，以提高医院感染病例的诊断率。院感专职人员对预警病例进行抽查，可按照时间段进行，也可以选取预警时间超过一周医师未处理的病例或者医师端排除但排除原因依据不足的病例。

院感专职人员对抽查病例进行审核时，可具体查阅病历，看护理记录单，若有发热，根据起止时间，查阅病程，了解发热原因，根据相应的检测结果判断是否为医院感染；护理记录如无异常，看医嘱单了解抗菌药物应用情况、诊疗操作情况；查阅病历，了解应用抗菌药物的目的及患者的症状、体征，根据血、尿、粪检查结果判断是否为医院感染。

（五）医院感染报告卡

院感管理部门需要根据医院实际和院感管控要求，在医院感染系统上设计医院感染报告卡，合理、简单、全面的调查表有利于感染资料的统计与分析，调查表的内容应根据调查的目的和方法确定，力求简单明了、便于填写。调查登记表的对象应是调查范围内所有新发生的医院感染病例，调查表的基本内容如下。

1. 患者基本信息，包括住院号、姓名、性别、年龄、科室、床号、入院日期、入院诊断等，这些为后期系统资料的查询和复核提供了方便，同时为数据分类、分析、比较提供了信息。

2. 医院感染特征资料，包括感染日期、感染诊断、感染部位、疾病预后与转归等。

3. 引起医院感染的危险因素，包括基础病、生理状态、物理诊断、侵袭性操作、免疫抑制剂及肾上腺糖皮质激素等的应用情况。

4. 手术情况，是否为切口感染，如实填写手术日期、手术名称、手术时间、手术者、切口类型、麻醉方式、麻醉评分（ASA评分）、术中出血及输血情况等。

5. 病原学检测情况，是否送检标本，如实填写送检日期、标本名称、检测方法、病原体、药敏试验结果。

6. 抗生素使用情况，包括抗生素取用情况、用途等。

（六）医院感染病例调查

医院感染病例调查主要有前瞻性调查和回顾性调查两种方式，这两种方式均可借助信息化手段进行调查。

1. 前瞻性调查。前瞻性调查是一种主动的检测方式。系统设置提供所有住院患者信息和手术患者信息，通过系统内感染预警，由院感专职人员定期、持续地对正在住院的患者或手术后出院的患者的医院感染发生情况进行跟踪观察和记录，并进行筛选，建立个案追踪记录表，及时发现感染控制中存在的问题，并定期对监测资料进行总结与反馈。此调查方法能早期发现感染病例的聚集与流行，并能采取积极主动的措施加以控制。

2. 回顾性调查。回顾性调查是一种被动的调查方式。系统设置汇总分析板块，由系统对既往已发生感染的病例按照时间、科室以及感染部位等进行数据提取，并开展汇总分析，显示不同分类感染的趋势图，结合院感专职人员定期对出院病历进行查阅，补充发现的医院感染病例。用这种方式发现的感染病例的聚集与流行，可以为今后的感染控制提供方向、修正和补充感染诊断、提高感染病例和感染部位的诊断率和准确率、减少漏报或错报的发生。

二、医院感染现患率调查

医院感染现患率调查又称医院感染现况调查或医院感染横断面调查，它利用普查或抽样调查的方法，收集一个特定的时间内，即在某一时间点或时间内，有关实际处于医院感染状态的病例资料。从而描述医院感染及其影响因素的关系。[①] 这种调查可以在很短时间内完成，节省人力、物力和时间。

医院感染现患率调查主要是计算医院感染现患率，用于摸清目前的院感基本情况，可以估计发病率，包括以往发病至调查时尚未痊愈的旧病例，其结果往往会高于医院季度感染发病率或年度感染发病率。运用系统进行医院感染现患率调查，首先需制订医院现患率调查方案，明确调查方法，通过病历系统确定医院感染现患率调查患者基数，再按照医院感染诊断标准，确定调查时间段内医院感染患者数，然后通过系统上报现患率个案调查登记表，最后系统完成统计汇总和图像分析。

（一）制订调查方案

1. 人员与分工。医院感染管理部门负责整个调查的实施工作。根据医院实际床位数，每 50 张床位配备 1 名调查人员，调查人员由医院感染控制专职人员和各病区主治及以上医师组成。2~3 名调查人员为一组，所有调查人员随机分配到每一小组，由医院感染控制专职人员任组长，若医院感染控制专职人员不够，可将临床科室的调查分批进行，每组负责调查 3~4 个病房。

---

① 任南. 现代医院感染监测技术与方法 ［M］. 北京：人民卫生出版社，2007：81.

每个调查小组随机分配调查区域，调查前由医院感染控制专职人员对参与调查人员进行统一培训。

2. 感染现患率调查的方法。

定义：现患率指在一定时期内，处于一定危险人群中实际感染病例（包括以往发病至调查时尚未痊愈的旧病例）的百分率。

计算方法：

$$感染现患率 = \frac{同期存在的新旧感染病例数}{观察期间调查患者数} \times 100\%$$

医院感染与社区感染应分开计算，均仅指调查的时段内存在的感染。

3. 调查程序。

（1）调查人员首先得到该病房住院总人数及名单，包括调查日的出院患者，但不包括该日的新入院患者；分次调查的单位以此类推；应查人数＝调查日在院总人数－该日新入院患者数＋该日已出院患者数（实际计算时还应考虑到临床科室调查的当天的出入院人数）。

（2）每个调查组中选出一人（最好是医院感染控制医师或内科医师）到患者床旁以询问和体检的方式进行调查，每一个患者至少询问 3 分钟，主要询问常见感染症状，如畏寒、发热、咳嗽、咽痛、咳痰、腹痛、腹泻、尿频、尿急、尿痛、局部红肿、伤（切）口流脓等，以及必要的体查。

（3）其余人员按名单逐一查看在架病历。

（4）每一个调查对象均应进行调查并填写调查表格；由于各种原因未调查的对象，可由医院感染专职人员补充调查。调查表由调查人员填写，注意追踪病原学检测结果。

（5）床旁调查结果应与病历调查结果相结合，按诊断标准确定是否为感染，再确定是医院感染还是社区感染。如有诊断疑问，小组讨论后，由组长确定。抗菌药物使用目的不明确者，可询问病房主管医师。

调查时注意体温记录、抗菌药物使用原因、入院诊断、实验室报告（尤其是病原学报告）、病理学检查结果。着重注意住院时间长、病情严重、免疫力下降和接受侵入性操作的患者；床旁调查人员应注意询问方法与技巧。

（6）计算实查率：实查率不得低于96%。

$$实查率 = \frac{某病房实际调查患者数}{某病房应查患者数} \times 100\%$$

4. 医院感染现患率调查培训。

（1）培训对象：调查人员的培训工作在各参加调查的医院中进行，所有参加调查的人员均应统一培训。

（2）培训时间：调查前1~2天开始培训。

（3）培训内容：诊断标准、调查方法、调查表项目填写说明等。

三、目标性监测

目标性监测指在综合性监测的基础上进行目标性监测，重点是对感染严重的科室、造成经济损失最大的感染部位进行监测，有效地控制医院感染。我国一、二、三级医院的医院感染率控制指标分别为7%、8%和10%。通常手术室、重症监护病房、产房、新生儿室、血液透析室、供应室等发生医院感染的机会多，应加强预防控制工作。将目标性监测实现信息化建设，纳入院感管理系统模块，实现基本数据与监测数据融合，协助院感专职人员实现精准化监测和统计。

（一）外科手术部位感染监测

有文献报道，手术部位感染（Surgical Site Infection，SSI）是外科手术患者较常见的医院感染，占所有医院感染的21.8%，居我国医院感染现患率的第3位。手术部位感染将增加患者住院时间、治疗费用及再住院率和病死率。2019 年国家启动三级公立医院绩效考核,将Ⅰ类切口感染纳入考核指标,需要逐年下降。

手术部位感染监测指通过对手术后患者感染的监测,发现感染病例,计算出各类外科手术及外科手术医师感染率,并反馈到各科室,使各手术科室了解本科室手术患者术后感染情况,从各方面寻找感染原因并设法解决,从而有效降低手术患者医院感染率。

采用信息化系统进行外科手术部位监测,需要系统采集患者的信息,包括麻醉手术信息、失血量、输血量、麻醉风险(ASA)评分、手术抗菌药物使用时间等,通过系统实现对手术的风险监测、医院手术部位感染数据的统计、分析。

1. 调查方法。

(1)制订监测目标手术类别。医疗机构根据医院开展的手术类别,明确医院高风险手术项目、切口感染较多手术,对造成较大经济损失及社会影响的切口感染,医院院感控制重点、难点手术,结合医院院感专职管理人员数量等方面综合考虑,将确定的监测目标手术纳入院感管理系统。

(2)建立外科目标手术感染登记表。院感专职人员通过系统每日预警信息,筛选手术感染预警患者,了解全院手术患者感染情况,系统将其纳入监测目标手术感染登记表内,登记表包括以下内容。

①患者基本信息,包括姓名、性别、住院号、科室、年龄、电话、身份证号。

②手术信息,包括手术类别、名称、ASA 评分、切口等级、是否感染、感染部位、手术时长。

③其他信息,包括抗生素使用、是否联用、使用原因和使用时长。

对于纳入监测目标的手术患者，院感专职人员须对系统提示存在感染的手术患者逐个查看病历，关注患者感染因素等。

2. 统计方法。系统内提取数据计算手术患者各项医院感染率，须提前将手术患者感染统计方法到后台进行编辑，以下是基本的手术患者感染统计方法。

（1）手术患者医院感染率：

$$\text{手术患者医院感染率} = \frac{\text{观察期间手术患者各部位医院感染病例数（例次）}}{\text{观察期间手术患者总数}} \times 100\%$$

$$\text{各类手术切口感染专率} = \frac{\text{观察期间 I 类手术切口感染病例数}}{\text{观察期间 I 类手术患者总数}} \times 100\%$$

II 类、III 类手术切口感染率计算方法同上

（2）手术医师手术部位感染专率（该项监测适用于日常院感监测）：

$$\text{手术医师手术部位感染专率} = \frac{\text{某医师在该时期手术后手术部位感染病例数}}{\text{某医师在某时期进行的手术病例数}} \times 100\%$$

$$\text{危险指数等级医师手术部位感染专率} = \frac{\text{某医师对某危险指数等级患者手术后手术部位的感染病例数}}{\text{某医师对某危险指数等级患者手术病例数}} \times 100\%$$

3. 监测反馈。每月根据目标手术监测情况分析手术科室发生感染的危险因素、高风险感染手术及医师手术感染风险，将监测结果反馈到各手术科室及科室医师。对重点科室和重点手术医师进行重点沟通，让医师知道自己所做手术的感染情况，使其能主动查找手术感染原因，从而采取措施减少手术部位感染的发生。

（二）三管目标性监测

1. 基本情况。三管目标性监测指呼吸机导管、导尿管、动

静脉导管这"三管"引起的感染，即呼吸机相关性肺炎（Ventilator Associated Pneumonia，VAP）、导尿管相关性尿路感染（Urinary Tract Infection，UTI）、导管相关性血流感染（Catheter Related Blood Stream Infection，CRBSI），通过三管项目的监测，既能及时发现医院感染管理中存在的主要问题，并总结分析原因，进而采取针对性的干预措施，达到控制医院感染的发生率、减轻患者的经济负担的目的。[①]

各医疗机构三管目标性监测的重点主要集中在医院的重症监护病房（ICU），包括医院综合重症监护病房和各专科重症监护病房。主要是因为 ICU 是收治危重症患者的科室，这些患者存在年老体弱、病情严重等情况，同时因各种侵入性操作较多，感染率高，也成为三管目标性监测的主要科室。本书主要讲述 ICU 三管目标性监测。

2. 方法、步骤。

（1）明确纳入三管目标性监测的人员，被监测对象选取 ICU 入住 48 小时后的患者，以及转出 ICU 到其他病区后 48 小时内的患者。

（2）院感专职人员每日通过系统了解纳入监测的 ICU 患者的基本情况，系统设置选项，生成"ICU 患者日志"。每日排查系统内预警的 ICU 感染患者，逐一查看其病历，了解患者情况和是否有感染，如有发生感染的患者，系统会督促医师及时报卡。

3. 统计方法。设置三管使用率和感染率公式，系统分析医院三管情况，并进行汇总、分析。

$$尿道插管使用率 = \frac{尿道插管患者日数}{患者总住院日数} \times 100\%$$

---

① 卓宝华，胡银花，黄志荣. 重症监护病房"三管"目标性监测结果的调查分析 [J]. 福建医药杂志，2018，40（4）：138-141.

$$中心静脉插管使用率=\frac{中心静脉插管日数}{患者总住院日数}\times100\%$$

$$呼吸机使用率=\frac{使用呼吸机日数}{患者总住院日数}\times100\%$$

$$UTI率=\frac{使用导尿管感染人次}{同期导尿管总床日数}\times1000\%_0$$

$$CRBSI率=\frac{中心静脉插管患者中血流感染人数}{患者中心静脉插管总床日数}\times1000\%_0$$

$$VAP率=\frac{使用呼吸机感染人次}{同期使用呼吸机总床日数}\times1000\%_0$$

4. 结果反馈。通过系统监测和个案调查情况，每周院感专职人员抽查部分科室安置导尿管、呼吸机使用和中心静脉插管患者的感染防控措施执行情况，特别是对重点科室，如 ICU、呼吸内科、神经外科等使用三管较多的科室，以及三管感染发病率较高的科室进行重点调查，并与科室感控医师、感控护士反馈监测结果和检查情况，督导科室采取措施加强三管患者感染管控。

（三）多重耐药菌的监测

1. 基本情况。多重耐药菌（Multiple Drug Resistant Organism，MDRO）主要指对临床使用的三类或三类以上抗菌药物同时呈现耐药的细菌。多重耐药菌监测的目的是对医院多重耐药菌实施监测，掌握细菌耐药性的动态变化与分布特征，确定防控的高危人群和重点科室，采取针对性防控策略，降低医院感染发病率，防止发生医院感染暴发。

2. 监测种类。

根据 2011 年原卫生部办公厅印发的《多重耐药菌医院感染预防与控制技术指南（试行）》（以下简称《指南》）要求，将产超广谱 β 内酰胺酶肠杆菌中的大肠埃希菌（ESBLs－EC）与肺炎克雷伯菌（ESBLs－KP）、多耐/泛耐药的鲍曼不动杆菌（MDR/PDR－AB）、耐甲氧西林金黄色葡萄球菌（MRSA）、多耐/泛耐药的铜绿假单胞菌（MDR/PDR-PA）、耐碳青霉烯肠杆菌中的肺炎克雷伯菌（CRE-KP）与大肠埃希菌（CRE-EC）、耐万古霉素肠球菌（VRE）6类纳入监测范围，并根据医院多重耐药菌发病情况，适当增加多重耐药菌监测菌种，将确定监测的多重耐药菌纳入院感系统。

3. 监测方法。

计算公式：

$$多重耐药菌医院感染（例次）发生率 = \frac{住院患者中检出导致医院感染的特定多重耐药菌的人数（例次数）}{同期住院患者人数} \times 100\%$$

备注：

①多重耐药菌医院感染（例次）发生率指住院患者发生多重耐药菌医院感染的发生频率。

②排除社区感染、定植、重复、污染的病原体。

$$多重耐药菌检出率 = \frac{住院患者中检出特定多重耐药菌的例次数}{同期住院患者中检出特定细菌的例次数} \times 100\%$$

备注：

①各种耐药菌应分别统计。

②该指标指病原体检出数，应计算医院感染、社区感染、定植、重复的病原体，排除污染的病原体。

4. 结果反馈。医院感染专职人员通过医院感染监测系统对每天所送标本检出 MDRO 情况进行全程跟踪监测，并进行统计，发现科室有 MDRO 感染，督促科室系统内报送多重耐药菌报告卡（适用于多重耐药菌每日检出较少机构），科室按照《指南》采取规范化防控措施；当同一病区或科室出现 2~3 例多重耐药菌患者时，院感专职人员到科室现场查明感染原因、制订防控措施，督促科室整改落实，并持续关注科室多重耐药菌感染情况，查看整改效果。

第三节　信息化手段在院感督查中的应用

现代医院管理提倡无纸化办公，院感防控需要体现全流程的管理，感染的预防控制措施、感染的发现、检查的问题、后期的反馈和整改情况等都需要有详细的记录和体现。信息化的发展为院感督导的无纸化办公提供了条件，主要表现为系统录入各科室医院感染管理质量评价标准，科室按照标准实施操作，院感专职或科室兼职人员进行督查，检查后现场对科室进行反馈，并将问题录入系统。科室根据督查问题及时整改，将整改措施录入系统，专职人员回头查看整改情况，追踪持续整改效果。按照院科两级督查体系，科室制订督查计划，每周进行全面的科室医院感染评价督查；对于院感重点科室，医院院感专职人员每月到科室进行常规督查，如 ICU、新生儿科、产房、手术室、内镜室、口腔科、消费供应中心等；普通科室每季度进行一次院感督查。各医疗机构可根据医院各科室感染统计情况或风险程度，适当增加科室检查频次。

医院感染管理质量评价现场检查要点主要有以下内容。

表 4—1　普通科室医院感染管理质量评价检查要点

项目	检查内容
病例监测（10 分）	1. 传染病病例按照规定时限及时上报，传染病卡记录信息完整、可追溯，无迟报、漏报、错报现象，并定期对传染病病例进行分析总结。 2. 医院感染散发病例于 24 小时内上报，项目齐全并做好登记，定期对监测数据进行分析总结，持续改进。 3. 如发现传染病疫情或院感病例暴发，应按照规定的内容、程序、方式和时限报告。

项目	检查内容
管理培训 (15分)	1. 科室每季度召开院感小组会议，重点讨论科室院感防控及整改措施的落实情况并做好记录。 2. 科室每年度制订医院感染管理工作计划，并对感控工作开展情况进行总结。 3. 科室医院感染管理小组应每月组织本病区医务人员学习医院感染防控相关知识，每季度学习传染病监测知识，并定期做好考核。 4. 医务人员知晓院感暴发、传染病防治等相关知识（采用抽问方式）。
手卫生 (15分)	1. 洗手设施符合要求，水龙头功能正常，洗手池粘贴有手卫生图示，配备了洗手液和擦手纸。 2. 科室配备有充足的快速手消毒液，并备注了开瓶日期，在规定时限内使用。 3. 医护人员熟练掌握手卫生指征，洗手时间足够，方法正确。 4. 科室定期对医护人员手卫生依从性、正确率进行考核并记录。
消毒隔离 (20分)	1. 病区保持通风良好，能自然通风的区域每日至少保证2次有效通风，每次30分钟，采用空气消毒设备消毒的消毒记录项目齐全、无漏登。 2. 物表应每天湿式清洁，保持干燥，遇污染及时清洁消毒；地面湿式清扫，地巾或拖布分区使用，有明显标记，用后抹布、地巾集中处置。 3. 各种仪器、设备等采取专用抹布擦拭，抹布用后消毒；患者出院、转科、死亡时，床单应彻底进行终末消毒处理。 4. 使用不稳定的消毒剂，如含氯消毒剂应现配现用，并在每次配置后进行浓度监测，所有消毒剂均应确保在有效期内使用。 5. 应根据疾病传播途径的不同，采取接触隔离、飞沫隔离或空气隔离措施，标识应正确醒目。

项目	检查内容
标准预防 (20分)	1. 医务人员了解标准预防的主要内容，工作中自觉实施标准预防，根据暴露风险级别做好分级防护。 2. 科室配备有防护用品箱和足够的防护用品，如医用口罩、帽子、手套、隔离衣、防护服、护目镜/防护面屏等，并定期检查防护用品的有效期，做到及时更换。 3. 医务人员能够正确穿戴和使用防护用品。 4. 发生职业暴露后，应及时进行局部处理，并按照要求和流程进行报告，科室进行详细登记。 5. 科室有完善的职业暴露演练方案，能提供演练的图片和总结。
多重耐药菌感染防控 (10分)	1. 对多重耐药菌感染或定植患者实施接触隔离防控措施，悬挂接触隔离标识。 2. 与患者直接接触的相关医疗器械、器具及物品，如听诊器、血压计、体温计、输液架等要专人专用并及时进行消毒处理。 3. 接触多重耐药菌感染患者或定植患者的伤口、溃烂面、黏膜、血液、体液、引流液、分泌物、排泄物时，应当戴手套，必要时穿隔离衣，完成诊疗护理操作后，要及时脱去手套和隔离衣，并进行手卫生。 4. 科室多重耐药菌感染患者登记本记录齐全，防控措施填写规范。
医疗废物处理 (10分)	1. 医疗废物应正确分类收集、容器加盖、标识清楚、锐器置于锐器盒内；医疗废物不应超过包装物或容器容量的3/4。 2. 医疗废物交接本项目登记完整，有监督、能追溯。 3. 医疗废物暂存室未使用时密闭上锁，禁止放置生活用品。 4. 隔离的（疑似）传染病患者或隔离的非传染病感染患者产生的医疗废物，应使用双层黄色垃圾袋包装并及时密封集中处置。

表4-2 重症医学科医院感染管理质量评价检查要点

项目	检查内容
病例监测 （10分）	1. 传染病病例按照规定时限及时上报，传染病卡记录信息完整、可追溯，无迟报、漏报、错报现象，并定期对传染病病例进行分析总结。 2. 医院感染散发病例于24小时内上报，项目齐全并做好登记，定期对监测数据进行分析总结，持续改进。 3. 如发现传染病疫情或院感病例暴发，应按照规定的内容、程序、方式和时限报告。
管理培训 （10分）	1. 科室每月召开院感小组会议，重点讨论科室院感防控及整改措施的落实情况并做好记录。 2. 科室每年度制订医院感染管理工作计划，并对感控工作开展情况进行总结。 3. 科室医院感染管理小组应每月组织本病区医务人员学习医院感染防控相关知识，每季度学习传染病监测知识，并定期做好考核。 4. 医务人员知晓院感暴发、传染病防治等相关知识（采用抽问方式）。
手卫生 （10分）	1. 科室应配备足够的非手触式洗手设施和速干手消毒剂，洗手设施与床位数比例应不低于1∶2，单间病房应每床1套，每床应配备速干手消毒剂。 2. 应使用一次性包装的皂液，干手用品宜使用一次性干手纸巾，速干手消毒剂备注有开瓶日期，在规定时限内使用。 3. 医护人员熟练掌握手卫生指征，依从性不低于90%，洗手时间足够，方法正确。 4. 科室定期对医护人员手卫生依从性、正确率考核并记录。 5. 探视者进入重症医学科前后应洗手或用速干手消毒剂对双手消毒。
消毒隔离 （25分）	1. 重症医学科工作人员进入工作区要换（室内）工作服，应保持工作服的清洁；可不更换鞋，必要时可穿鞋套或更换专用鞋。 2. 医疗区域定时开窗通风，采用空气消毒设备消毒的消毒记录项目齐全、无漏登，使用者应按照产品说明书正确使用并定期维护。

项目	检查内容
消毒隔离 （25分）	3. 医疗区域物表应保持清洁，每天清洁消毒1至2次，遇污染随时清洁消毒；地面每天清洁消毒1至2次，地巾或拖布分区使用，有明显标记，用后抹布、地巾集中处置。 4. 对普通患者持续使用的医疗设备表面应每天清洁消毒1至2次，普通患者交叉使用的医疗设备表面直接接触患者的部分，每位患者使用后应立即清洁消毒，不直接接触患者的部分应每周清洁消毒1至2次。 5. 床栏、床旁桌、床头柜等应每天清洁消毒1至2次，床单、被服每日更换，如有血迹、体液或排泄物等污染，应及时更换；患者出院、转科、死亡时，床单应彻底进行终末消毒处理。 6. 呼吸机外壳及面板应每天清洁消毒1至2次，呼吸机外部管路及配件应一人一用一消毒或灭菌，长期使用者应每周更换，呼吸机内部管路的消毒按照厂家说明书进行。 7. 便盆及尿壶应专人专用，每天清洗、消毒，腹泻患者的便盆应一用一消毒。 8. 使用不稳定的消毒剂，如含氯消毒剂时应现配现用，并在每次配置后进行浓度监测，所有消毒剂均应确保在有效期内使用。 9. 经飞沫传播和经空气传播的法定传染病患者应立即转诊到成都市公共卫生中心；经接触传播的感染患者应收治在单间病房，条件受限时宜收治在相对独立的区域，病床间距不少于1.1米。
感染控制 （15）	1. 应严格掌握留置导管指征，每日评估留置导管的必要性，尽早拔除导管或脱机。 2. 操作时应严格遵循无菌操作规程，设置最大的无菌屏障。 3. 当怀疑中央导管相关性血流感染时，如无禁忌，应立即拔管，导管尖端送微生物检测，同时送静脉血进行微生物检测。 4. 留置导尿管时间大于3天者，应持续夹闭定时开放，保持集尿袋低于膀胱水平，防止返流；做好导尿管的日常维护，防止滑脱，保持尿道口及会阴部清洁；长期留置导尿管宜定期更换，普通导尿管7至10天更换一次，特殊类型按说明书更换。 5. 使用呼吸机的患者若无禁忌证应将其头部抬高30至45度，并协助患者翻身拍背及震动排痰；应使用有消毒作用的口腔含漱液进行口腔护理，每6至8小时一次。

项目	检查内容
标准预防 （10分）	1. 医务人员了解标准预防的主要内容，工作中自觉实施标准预防，根据暴露风险级别做好分级防护。 2. 科室应配备足量的、方便取用的个人防护用品，如医用口罩、帽子、手套、护目镜、防护面罩、隔离衣等，并定期检查防护用品的有效期，做到及时更换。 3. 医务人员能够正确穿戴和使用防护用品。 4. 发生职业暴露后，应及时进行局部处理，并按照要求和流程进行报告，科室进行详细登记。 5. 科室有完善的职业暴露演练方案，能提供演练的图片和总结。
多重耐药菌感染防控 （10分）	1. 多重耐药菌、泛耐药菌感染或定植患者宜单间隔离，如隔离房间不足可将同类耐药菌感染或定植患者集中安置，并设醒目的标识。 2. 多重耐药菌感染或定植患者使用的医疗器械、设备应专人专用，或一用一消毒。 3. 接触多重耐药菌感染或定植患者的伤口、溃烂面、黏膜、血液、体液、引流液、分泌物、排泄物时，应当戴手套，必要时穿隔离衣，完成诊疗护理操作后，要及时脱去手套和隔离衣，并进行手卫生。 4. 科室多重耐药菌感染患者登记本记录齐全，防控措施填写规范。
医疗废物处理 （10分）	1. 医疗废物应正确分类收集、容器加盖、标识清楚，锐器置于锐器盒内；医疗废物不应超过包装物或容器容量的3/4。 2. 医疗废物交接本项目登记完整，有监督、能追溯。 3. 医疗废物暂存室未使用时密闭上锁，禁止放置生活用品。 4. 隔离的（疑似）传染病患者或隔离的非传染病感染患者产生的医疗废物，应使用双层黄色垃圾袋包装并及时密封集中处置。

表4-3　新生儿科医院感染管理质量评价检查要点

项目	检查内容
病例监测 （10分）	1. 传染病病例按照规定时限及时上报，传染病卡记录信息完整、可追溯，无迟报、漏报、错报现象，并定期对传染病病例进行分析总结。 2. 医院感染散发病例于24小时内上报，项目齐全并做好登记，定期对监测数据进行分析总结，持续改进。 3. 如发现传染病疫情或院感病例暴发，应按照规定的内容、程序、方式和时限报告。
管理培训 （10分）	1. 科室每月召开院感小组会议，重点讨论科室院感防控及整改措施的落实情况并做好记录。 2. 科室每年度制订医院感染管理工作计划，并对感控工作开展情况进行总结。 3. 科室医院感染管理小组应每月组织本病区医务人员学习医院感染防控相关知识，每季度学习传染病监测知识，并定期做好考核。 4. 医务人员知晓院感暴发、传染病防治等相关知识（采用抽问方式）。
手卫生 （10分）	1. 洗手设施符合要求，水龙头功能正常，洗手池粘贴有手卫生图示，配备了洗手液和擦手纸。 2. 科室配备了充足的快速手消毒液，并备注了开瓶日期，在规定时限内使用。 3. 医护人员熟练掌握手卫生指征，依从性不低于90%，洗手时间足够，方法正确。 4. 科室定期监测医护人员手卫生依从性和正确率，考核并记录。
消毒隔离 （40分）	1. 新生儿病房工作人员进入工作区要更换（室内）工作服、工作鞋。 2. 新生儿病房保持通风良好，能自然通风区域每日至少保证2次有效通风，每次30分钟，采用空气消毒设备消毒的消毒记录项目齐全、无遗漏。 3. 物表应每天湿式清洁，保持干燥，遇污染及时清洁消毒；地面湿式清扫，地巾或拖布分区使用，有明显标识，用后抹布、地巾集中清洗消毒处置。

项目	检查内容
消毒隔离 （40分）	4. 各种仪器、设备等采取专用抹布或消毒湿巾擦拭，抹布用后消毒；患儿出院、转科、死亡时，床单应彻底进行终末消毒处理。 5. 蓝光箱和暖箱应当每日清洁并更换湿化瓶，一人一用一消毒。同一患儿长期连续使用暖箱和蓝光箱时，应当每周消毒一次，用后进行终末消毒。 6. 接触患儿皮肤、黏膜的器械、器具及物品应当一人一用一换，一人一用一消毒。如雾化吸入器、面罩、氧气管、体温计、吸痰管、浴巾、浴垫等。 7. 患儿使用后的奶嘴用清水清洗干净，高温或微波消毒；奶瓶由配奶室统一回收清洗、高温或高压消毒；盛放奶瓶的容器每日必须清洁消毒；保存奶制品的冰箱应定期清洁与消毒。 8. 呼吸机湿化瓶、氧气湿化瓶、吸痰瓶应每日更换、清洗消毒，呼吸机管路消毒按照有关规定执行。 9. 新生儿使用的被服、衣物等应当保持清洁，每日至少更换一次，污染后及时更换。患儿出院后床单要进行终末消毒。 10. 使用不稳定的消毒剂，如含氯消毒剂时应现配现用，并在每次配置后进行浓度监测，所有消毒剂均应确保在有效期内使用。 11. 发现特殊或不明原因感染的患儿时，要按照传染病管理有关规定实施单间隔离、专人护理，并采取相应消毒措施。
标准预防 （10分）	1. 医务人员了解标准预防的主要内容，工作中自觉实施标准预防，根据暴露风险级别做好分级防护。 2. 科室应配备足量的、方便取用的个人防护用品，如医用口罩、帽子、手套、护目镜、防护面罩、隔离衣等，并定期检查防护用品的有效期，做到及时更换。 3. 医务人员能够正确穿戴和使用防护用品。 4. 发生职业暴露后，应及时进行局部处理，并按照要求和流程进行报告，科室进行详细登记。 5. 科室有完善的职业暴露演练方案，能提供演练的图片和总结。

项目	检查内容
多重耐药菌感染防控（10分）	1. 对多重耐药菌感染或定植患儿实施接触隔离防控措施，悬挂接触隔离标识。 2. 与患儿直接接触的相关医疗器械、器具及物品，如听诊器、血压计、体温计、输液架等要专人专用并及时进行消毒处理。 3. 接触多重耐药菌感染或定植患儿的伤口、溃烂面、黏膜、血液、体液、引流液、分泌物、排泄物时，应当戴手套，必要时穿隔离衣，完成诊疗护理操作后，要及时脱去手套和隔离衣，并进行手卫生。 4. 科室多重耐药菌感染患儿登记本记录齐全，防控措施填写规范。
医疗废物处理（10分）	1. 医疗废物应正确分类收集、容器加盖、标识清楚，锐器置于锐器盒内；医疗废物不应超过包装物或容器容量的3/4。 2. 医疗废物交接本项目登记完整，有监督、能追溯。 3. 医疗废物暂存室未使用时密闭上锁，禁止放置生活用品。 4. 隔离的（疑似）传染病患儿或隔离的非传染感染患儿产生的医疗废物，应使用双层黄色垃圾袋包装并及时密封集中处置。

表4-4 产房医院感染管理质量评价检查要点

项目	检查内容
管理培训 (10分)	1. 科室每月召开院感小组会议,重点讨论科室院感防控及整改措施的落实情况并做好记录。 2. 科室每年度制订医院感染管理工作计划,并对感控工作开展情况进行总结。 3. 科室医院感染管理小组应每月组织本病区医务人员学习医院感染防控相关知识,每季度学习传染病监测知识,并定期做好考核。 4. 医务人员知晓院感暴发、传染病防治等相关知识(采用抽问方式)。
手卫生 (20分)	1. 洗手池配备有手卫生图示及干手设施,洗手池保持清洁无污垢,不使用固体肥皂。 2. 外科手消毒剂及速干手消毒剂应备注开瓶日期,手术间及无菌物品存放间内配备手消毒剂,在规定时限内使用。 3. 洗手之前应先摘除手部饰物,修剪指甲,指甲长度不超过指尖,外科手消毒流程操作规范。 4. 科室定期对工作人员手卫生依从性、正确率进行考核并记录。
消毒隔离 (30分)	1. 进入产房的人员均应严格遵循无菌操作规范,更衣、换鞋、戴帽子、戴口罩,出产房换外出衣服、鞋。 2. 接送患者平车要定期消毒,车轮每次清洁,隔离患者平车专用。产妇拖鞋用后要刷洗消毒,工作人员拖鞋每日刷洗,每周集中所用拖鞋彻底洗刷消毒2次。 3. 每日至少保证2次有效通风,每次30分钟,接生前后紫外线照射30分钟并详细记录,每2周用酒精擦拭灯管。 4. 每日使用有效含氯制剂对产房地面、物表、设备设施进行清洁消毒,并详细登记;每次接生后应清除所有污物,对产房环境及物体表面进行清洁,被血液或其他体液污染时,应及时采用低毒高效的消毒剂进行消毒;每天最后一次接生结束后,严格执行卫生消毒制度,必须进行湿式清洁,不同区域拖把、抹布专室专用,标识明确,用后清洁消毒,分开悬挂晾干。 5. 待产床及产床每次使用后,更换床上用品(包括橡皮布、臀垫);冲洗会阴用的便器一用一消毒。 6. 氧气湿化瓶使用前加入灭菌蒸馏水,每人一用,用后清洁消毒,干燥保存;吸氧管每人一换。

项目	检查内容
消毒隔离 （30分）	7. 处理脐带前必须用消毒液纱布擦手，缝合侧切伤口前应更换无菌手套。 8. 使用不稳定的消毒剂，如含氯消毒剂时应现配现用，并在每次配置后进行浓度监测，所有消毒剂均应确保在有效期内使用。 9. 产妇产前应做 HBV、HIV、HCV 等传染指标监测，阳性者应隔离待产、分娩；特异性感染的产妇使用后的器械按感染控制的相关要求进行消毒灭菌处理，房间严格进行终末消毒。
标准预防 （10分）	1. 医务人员了解标准预防的主要内容，工作中自觉实施标准预防，根据暴露风险级别做好分级防护。 2. 科室应配备足量的、方便取用的个人防护用品，如医用口罩、帽子、手套、护目镜、防护面罩、隔离衣等，并定期检查防护用品的有效期，及时更换。 3. 医务人员能够正确穿戴和使用防护用品。 4. 发生职业暴露后，应及时进行局部处理，并按照要求和流程进行报告，科室进行详细登记。 5. 科室有完善的职业暴露演练方案，能提供演练的图片和总结。
无菌物品 管理 （20分）	1. 无菌物品与非无菌物品严格分区，分类放置，一次性使用无菌物品去除外包装后进入无菌物品存放区，不得重复使用。 2. 无菌物品存放架或柜离地面高度为 20 至 25 厘米，离墙 5 至 10 厘米，离天花板 50 厘米，柜内清洁无积尘，按灭菌日期或有效期先后顺序放置。 3. 高压灭菌物品及一次性无菌物品包装完整，在有效期内使用，无过期物品。 4. 棉签及治疗巾等无菌物品开启后未用完应注明开启时间，有效期不超过 24 小时。 5. 无菌持物钳及容器干燥保存 4 小时内有效，并注明使用时间；铺好的无菌治疗盘应注明铺盘时间，有效期不超过 4 小时。

项目	检查内容
医疗废物处理（10分）	1. 医疗废物应正确分类收集、容器加盖、标识清楚，锐器置于锐器盒内；医疗废物不应超过包装物或容器容量的3/4。 2. 医疗废物交接本项目登记完整，有监督、能追溯。 3. 医疗废物暂存室未使用时密闭上锁，禁止放置生活用品。 4. 隔离的（疑似）传染病患者或隔离的非传染病感染患者产生的医疗废物，应使用双层黄色垃圾袋包装并及时密封集中处置。 5. 胎盘按医疗废物处置。

表4-5 手术室医院感染管理质量评价检查要点

项目	检查内容
管理培训 (10分)	1. 科室每月召开院感小组会议，重点讨论科室院感防控及整改措施的落实情况并做好记录。 2. 科室每年度制订医院感染管理工作计划，并对感控工作开展情况进行总结。 3. 科室医院感染管理小组应每月组织本病区医务人员学习医院感染防控相关知识，每季度学习传染病监测知识，并定期做好考核。 4. 医务人员知晓院感暴发、传染病防治等相关知识（采用抽问方式）。
手卫生 (15分)	1. 洗手池配备有手卫生图示及干手设施，洗手池保持清洁无污垢，不使用固体肥皂。 2. 外科手消毒剂及速干手消毒剂应备注开瓶日期，手术间及无菌物品存放间内配备手消毒剂，在规定时限内使用。 3. 洗手之前应先摘除手部饰物，修剪指甲，指甲长度不超过指尖，外科手消毒流程操作规范。 4. 科室定期对工作人员手卫生依从性、正确率进行考核并记录。
消毒隔离 (30分)	1. 进入手术室的人员均应严格遵循无菌操作规范，更衣、换鞋、戴帽子、戴口罩，出手术室换外出衣服、鞋。 2. 接送患者要使用对接车，用后清洁消毒，车上铺防水防渗单，一人一换，有特殊感染患者要专车专用。 3. 洁净手术室的洁净系统应定期清洗与维护，及时更换中、高效过滤网，回风口过滤网要每周清洗一次并做好记录；不同级别手术间接台手术需在清洁工作完成后，运行一定时间达到自净要求方可进行下一台手术；普通手术室采用空调进行通风换气，采用空气消毒设备进行消毒，消毒记录项目齐全无遗漏，设备应按照产品说明书正确使用并定期维护。 4. 每日使用有效含氯制剂对手术室地面、物表、设备设施进行清洁消毒，并详细记录；每台手术后应清除所有污物，对手术室环境及物体表面进行清洁，被血液或其他体液污染时，应及时采用低毒高效的消毒剂进行消毒；每天最后一台手术结束后，严格执行卫生消毒制度，必须进行湿式清洁，不同区域拖把、抹布专室专用，标识明确，用后清洁消毒，分开悬挂晾干。

项目	检查内容
消毒隔离 （30分）	5. 手术器械与物品使用后尽快清洗，器械必须一用一灭菌，清洗、包装、灭菌应符合国家有关规定；耐湿耐高温器械与物品应使用压力蒸汽灭菌；灭菌后的手术器械包应存放在清洁干燥的存放柜内。 6. 麻醉用具定期清洁、消毒；可复用喉镜、螺纹管、面罩、口咽通道、简易呼吸器等须"一人一用一消毒"，清洁、干燥、密闭保存。 7. 高压灭菌锅每锅工艺监测、每包化学监测、每月生物监测；预真空压力锅每天消毒前进行B—D试验，灭菌包体积、重量、包装符合要求。 8. 使用不稳定的消毒剂，如含氯消毒剂时应现配现用，并在每次配置后进行浓度监测，所有消毒剂均应确保在有效期内使用。 9. 隔离患者手术通知单上应注明感染情况，手术应在单独房间或最后进行；标本按隔离要求处理，手术完毕应严格进行终末消毒。
感染控制 （15分）	1. 择期手术安排应遵循先清洁后手术的原则。 2. 手术室应保持适宜的温度、湿度；手术中保持手术间门关闭，减少开关频次，应限制进入手术室人员数量。 3. 治疗车上诊疗器械的摆放应遵循洁污分离原则，不能混放。 4. 手术准备开始或正在进行，无菌器械包已打开，任何进入手术室人员均需戴上口罩并完全覆盖口鼻，整个手术过程中均需戴着口罩。 5. 严格遵守无菌技术操作，保持最大无菌屏障，开启的无菌溶液应一人一用。 6. 手术期应维持患者体温正常，手术冲洗液应使用加温（37℃）的液体，输血、输液宜加温（37℃），不应使用水浴箱加温。

项目	检查内容
标准预防 (10分)	1. 医务人员了解标准预防的主要内容，工作中自觉实施标准预防，根据暴露风险级别做好分级防护。 2. 科室应配备足量的、方便取用的个人防护用品，如医用口罩、帽子、手套、护目镜、防护面罩、隔离衣等，并定期检查防护用品有效期，做好及时更换。 3. 医务人员能够正确穿戴和使用防护用品。 4. 发生职业暴露后，应及时进行局部处理，并按照要求和流程进行报告，科室进行详细登记。 5. 科室有完善的职业暴露演练方案，能提供演练的图片和总结。
无菌物品管理 (10分)	1. 无菌物品与非无菌物品严格分区分类放置，一次性使用无菌物品去除外包装后进入无菌物品存放区，不得重复使用。 2. 无菌物品存放架或柜离地面高度为20至25厘米，离墙5至10厘米，离天花板50厘米，柜内清洁无积尘，按灭菌日期或有效期先后顺序放置。 3. 高压灭菌物品及一次性无菌物品包装完整，在有效期内使用，无过期物品。 4. 棉签及治疗巾等无菌物品开启后未用完应注明开启时间，有效期不超过24小时。 5. 抽出的药液及配好的静脉输液应注明时间，有效期不超过2小时，启封的溶酶有效期不超过24小时；铺好的无菌治疗盘应注明铺盘时间，有效期不超过4小时。
医疗废物处理 (10分)	1. 医疗废物正确分类收集、容器加盖、标识清楚，锐器置于锐器盒内；医疗废物不应超过包装物或容器容量的3/4。 2. 医疗废物交接本项目登记完整，有监督、能追溯。 3. 医疗废物暂存室未使用时应闭上锁，禁止放置生活用品。 4. 隔离的（疑似）传染病患者或隔离的非传染感染患者产生的医疗废物，应使用双层黄色垃圾袋包装并及时密封集中处置。